黄帝内经说什么系列

徐文兵 梁冬对话

黄帝内经
异法方宜

找对自己的好风水

徐文兵 梁冬｜著

江西科学技术出版社

2017年·南昌

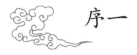

序一

吃穿住行要合天理、
顺世道、应风水

我妈妈是我的中医入门启蒙老师，六七岁的时候，帮妈妈抄《黄帝内经》，那时我什么也不懂，但小孩子的记忆是一辈子的，"美其食，任其服，乐其俗，高下不相慕……"这样的句子从那时就印在我的脑子里了。

梁冬曾笑着说自己学中医后，人生最大的改变是不那么有攻击性了——和了。以前他在凤凰的时候，觉得自己很牛B——第一，自己年轻；第二，反正无知者无畏。他说自己是先"有知"，再重新回到"无知"，就这么个过程。

中医说白了，还是道家传承。道家是个被动的东西，它不会主动拉着你，"你一定要信我的教啊"，它不是，说是道不远人，但是你得等那个人去求道。古代讲"医不叩门"，没有说我敲开你们家门，说"你有病，我给你治病"，人家会说："你丫才有病呢！"它就是等着这个人来，向道去靠。

所以这个道的传播，包括中医的传播，它死不了——你说现在没有真正的中医了吧，我告诉你，民间有，民间还在传承。它的这种传播方式注定了它不会大红大紫，也注定它绝对不会烟消云散，它就是一个小河流水，自个儿流着，你爱到我这儿来洗洗脚、洗洗脸，欢迎，你不愿意来我也不去招你。所以我觉得中医和道学注定只能是少数人的享受，它不是大众娱乐的东西，也不是大众喜欢的东西。大众要是喜欢的话，是为什么？那是因为他病了，他要是没病的话，学什么道啊！老子熬夜打游戏还来不及呢，是吧？这是我个人的观点。

同样地，道家认为生命是最宝贵的，他才去研究怎么养生，怎么治病，当然，得有个前提。你认为你那个车是你们家最贵的，你才会擦它修它维护它；你要是认为它不贵，你就扔那儿。

舍身取义其实是灭绝人性的教育，但我们现代人已经被这种教育渗透到了骨子里，当碰到事的时候，是加班加点完成工作还是睡觉，你绝对是舍身取义的。所以统治者教你们，一定要二十四小时开机啊。劳心者治人，劳力者治于人。

老天爷是公平的。那些失眠的到我这儿看病，我一看，哎哟，不是被开除的那个人，而是人事部经理，是开除别人的人，睡不着是劳心了，伤神了。有道理吧？其实当代的病，都出在这里——心有问题。所以很多时候我在治病，其实是在关注他们的心理问题。很多人被我治完病以后改变了，换了个活法。

我每次坐飞机前，会把一信封，里面有银行账号、钥匙，放在家里边——你要准备好死，现在才能活好；你老想着，明天再说，明天可能就摔死你。禅宗有个故事，最冷酷地揭示了一个道理——人生是什么？你掉下悬崖突然抓住根藤，底下有个猛虎，张着牙等着你，上面还有个耗子啃你的藤。这时候你咋办？你是痛苦还是焦虑？没事儿！一看旁边有个草莓，摘下来吃，哎，真甜！这就是人生，能做到这一点的人，活出来了。当然，你想做到这一点，且得磨练呢！你说老师把这课文讲了，讲了没用，必须得经过那个事儿，甚至是确实有了那种死的体会，死过一次，再活过来，感觉就会不一样，否则，天天的梦游。

老子说："柔弱者生之徒也，刚强者死之徒也。"所以"无欲则刚"绝对是混蛋话。你看《黄帝内经》说什么？"各从其欲，皆得所愿"。在道家的理念里，同性恋去找同性伴侣，虐待狂找个受虐狂，这是对的呀，你干吗要纠正人家？无欲是不对的，纵欲也是不对的。

道家就是比较聪明，它在纵欲和抑欲之间选了个什么呢？节欲。节，有张有弛，所以道家更有人情味，不像有的人，说什么不是为了色。连做爱的时候都不是为了欲，是为了大义，你说这不是变态吗？

当然，中医也忌过度。曾有人问我抽烟否，我当然抽烟了，中医不抽烟，还叫中医吗？中医眼里没有什么善恶之分，你说善恶都得看具体的人，随便拎出来一件事儿你说好与不好，那都是相对论。

一般人会觉得医生是有很多禁忌的，其实没有，只是忌过度。就抽烟这个事吧，那时候我们一入学，我们那个老教授，王绵之，他是中医世家出来的，为中央领导看病的，他看病是左手号脉，右手一支中华烟。我那时候就知道，混医生要混到抽中华烟。他是一根不带断的，就是一根快灭了又点一根，抽一上午。我就说，老师怎么抽烟啊？他说你不知道抽烟补肺气啊！老先生的身体一直挺硬朗。

我有个朋友做了个小手术，切了个脂肪瘤，医生说不能喝酒，不能抽烟，不能吃辣的，不能熬夜，诸如此类吧。哎哟，把他给烦死了。对于这种情况，就中医来讲，首先你得忌熬夜。人的自我修复全是在熟睡以后，你不完成，就会长异物。有个得淋巴癌死的演员叫李钰，助理说她为了拍戏，连续五天五夜不睡觉，人都木了。什么叫人都木了？失神了！你说你身体里长个东西，神还在，这位人都木了，长什么她都管不了了，所以熬夜是最伤人的。

其实你敲胆经也好，敲带脉也好，不如你让那个神它自个儿敲。我们活得都很刻意，白天都是意识行为，里面的神都被压着呢，只有晚上意识灭了，那个神才开始工作了。结果你晚上还不睡，还不让神工作，最后神就跟你拜拜了，黯然神伤，一走了之。

现在就是犯贱的时代，人云亦云，流行啥就来啥，没有个性，只讲"富"不讲"贵"。这一到饭馆，说，把你这儿最贵的菜给我上一遍！这是富人，有钱。一到饭馆，说今儿什么节气，我什么体质，我按我的要求点两道菜。这是贵人。贵在哪儿呢？人贵在有自知之明——我了解自己，我什么心性什么体质，又了解周围的环境。

当今社会大部分的人活得累而自责。像老子那时候的上古文化，是一种有生命力的东西。上古之人比较纯粹、通达，也明白很多生命的大道理，反倒是后来社会乱了，人心也乱了。

我们小时候听说，一个有智慧的老人，对一个家庭是多么多么重要。以前我们都没有感受到，你说他们这些老人，也不懂互联网，也不懂你们新的玩意儿，但是他们其实什么都懂，你跟他讲什么，他一句话就给你讲明白了。有些人不需要知道太多的事情，开了慧以后，很多东西是无所谓的。有很多老人，他们聪明，耳聪目明，心很敏感，你讲什么他们就立刻想了解；而且他们善良、快乐，也没有那么多焦虑，通达、洞察世事，经历了很多事情后仍然很快乐。因为他们懂天理、知人事，即使什么也没有，也没有多么难受，可以长命百岁。

"黄帝内经说什么"系列一共五本书，《黄帝内经·上古天真》论述了男女性生理和心理的变化规律，女性 7 年一个变化周期，男子 8 年一个变化周期，男女各自按照周期去生活，才能达到"愚智贤不肖、不惧于物，故合于道"的境地。

《黄帝内经·四气调神》讲的是天气变化的规律，强调的是人要按照"寒热温凉"四气变化的规律去调整自己的起居作息，调摄自己的情绪和心理，并指出了违背这个规律会导致的疾病和灾害。

《黄帝内经·天年》描述了每10年一个周期的人体运动变化规律，直到尽其天年到120岁。天命是人类不能摆脱的宿命。顺应这个节奏和规律，人就活得轻松快乐长久，违背这个规律和节奏，人就活得痛苦难受早夭。

《黄帝内经·异法方宜》阐述了天人合一的思想，一个人就是一个小宇宙，人类七尺之躯的存在、演化、衰退是暗合自然规律的。生于东西南北中各地，长于四时寒暑、春秋交替间，每个人都要辩证地保养身体，应对世事，吃穿住行要合天理、顺世道、应风水。

《黄帝内经·金匮真言》主要讲述气候变化对人的影响，教你借助天时让人生省力。

感谢梁冬邀请我参加"重新发现中医太美节目"去解读《黄帝内经》，使我有机会讲经说法。感谢中央人民广播电台《中国之声》编辑播出了这个节目，整整一年，造福影响了上百万的中国人。

感谢《黄帝内经》听打小组成员的辛勤工作，每次电台节目播出不久，对话的文字版就能见诸于网上。

感谢马松兄和紫图图书能原汁原味呈现这个系列对话。

感谢姚晨、封新城、佟大为、胡赳赳等好友的热情推荐。

甲午年仲春于北京

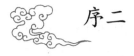 序二

中国人的活法

我很感谢在过去的一段时间里，有机会和徐老师聊天对话，向他请教上古时期人们真正的生活智慧——《黄帝内经》到底说了些什么？《黄帝内经》说的就是一个中国人，起码应该保持一种动物的活法，起码要保持一个人的活法。你连动物都没活成，活什么人？你连人都活不好，活什么中国人？这是有次第的。

有读者问我：你觉得你和徐老师两个人讲的这个《黄帝内经》对话版跟《黄帝内经》别的版本区别在哪里？

我说：为什么《黄帝内经》本身要有黄帝和岐伯对话？因为两个人在对话的时候，他们所产生出来的思想不是某一个人的，它是和合而成的。

当两个人互动的时候，会产生一种相互的刺激和激发，最后徐老师讲的话，他自己回头听，也觉得这是我说的吗？太精彩了吧，为什么？有经验的人都知道，一个人对着空气说话，和你对着一个有反应的人说话，是完全不一样的。这里面有无穷的韵味和正能量。

另外，我发现对话所产生出来的叫什么呢？叫"中"的力量。孔子说，"中"是什么？中就是两个人拿着一个杵去舂那个面的过程，两个人拿着杵一起舂，这个时候就形成了两个人共有的节奏，

它超越了个人。

美国《连线》杂志的创始主编凯文·凯利写了一本书叫《失控》(Out of Control)，书里讲，所有的人，不管是无意识或有意识互动，会产生一种超越个体的共有之力，这种共有之力称为"神"。

所以，我认为这套《黄帝内经》对话版是一套有"神"的书。它超越了个人的判断，成为两个人的共有之神的内容。当然在这个过程当中，是以徐老师为主，我只不过提供了一个肯定而善良的眼神。

还有读者追问：这套对话版《黄帝内经》跟以往所出的各种解读《黄帝内经》的版本最大的区别是什么呢？很多人把《黄帝内经》讲成一本，你们为什么要分成五本来讲？

我回答：最大的区别就在，这是一套有欢乐能量，并且真正向上古智慧致敬的书。同时，我们希望让大家知道什么叫"经"，"经"是每一个字都值得推敲的书。所以我们认为一篇文章至少要拿一本书的容量来讲。至今，我们都认为这套书还不够精细。

以前陈寅恪先生在讲课的时候，一首二十个字的五言诗，他能讲一个学期。什么是微言大义，一就是一切，每一个笔画，每一个字里面，都蕴含了上古真理。我们只不过是通过不同字的解读，不同句子的解读，一遍又一遍地，恢复到统一的系统里去。

本来，我们在最小的地方就可以获得最大的快乐。极大和极小是统一的。但我们往往忽略了极小处的快乐，而去追求自以为更宏伟的快乐。其实大的没得到，小的也随风而逝。

我们活着，真的应该以小见大，这样才为之"中"。

梁冬（太安）

2014 年 3 月 24 日

目录

第一章
为什么"人杰地灵""穷山恶水出刁民" / 25

第六章
生活在"中央"处的人容易得什么病 / 147

《黄帝内经·素问 》

异法方宜论篇第十二

黄帝问曰：医之治病也，一病而治各不同，皆愈，何也？

歧伯对曰：地势使然也。故东方之域，天地之所始生也。鱼盐之地，海滨傍水。其民食鱼而嗜咸，皆安其处，美其食。鱼者使人热中，盐者胜血。故其民皆黑色疏理，其病皆为痈疡。其治宜砭石。故砭石者亦从东方来。

西方者，金玉之域，沙石之处，天地之所收引也。其民陵居而多风，水土刚强。其民不衣而褐荐，其民华食而脂肥。故邪不能伤其形体，其病生于内。其治宜毒药。故毒药者亦从西方来。

北方者，天地所闭藏之域也。其地高陵居，风寒冰冽。其民乐野处而乳食，臟寒生满病。其治宜灸焫（ruò 古同"爇"，点燃、焚烧；中医指用火烧针以刺激体表穴位）。故灸焫者亦从北方来。

南方者，天地所长养，阳之所盛处也。其地下水土弱，雾露之所聚也。其民嗜酸而食胕。故其民皆致理而赤色，其病挛痹。其治宜微针。故九针者亦从南方来。

中央者，其地平以湿，天地所以生万物也众。其民食杂而不劳。故其病多痿厥寒热。其治宜导引按蹻。故导引按蹻者，亦从中央出也。

故圣人杂合以治，各得其所宜。故治所以异而病皆愈者，得病之情，知治之大体也。

人要活得舒心，就要与自然和谐相处。

第一章
为什么"人杰地灵""穷山恶水出刁民"

　　生活环境对每个人身体健康的影响非常大，我们得意识到这种影响，有好的我们去发扬，有坏的我们就给它屏蔽掉。这样，我们既能跟天地相处得和谐自然，又能过上一种不费劲却健康快乐的生活。

经文：

　　黄帝问曰：医之治病也，一病而治各不同，皆愈，何也？

　　歧伯对曰：地势使然也。

1. 不要活得乱七八糟

人要活得顺，离不开天时、地利

梁冬：现在，我们要学习《黄帝内经·素问》第十二篇——《异法方宜论》。为什么要先讲这一篇呢？中间不是还有其他章节吗？请徐老师解释一下。

徐文兵：古人经常说，要上知天文，下知地理，中知人和。中医看病，其实就是把人放在一个大的区间里看，也就是我们常说的空间和时间。它强调的是：人既然是天地的产物，就跟天时和地利有密不可分的关系。

一个人能健康地生活，就是因为很好地处理了与天时、地利的关系。而人要是得了病呢？那就是说他不会御神，即"不时御神"！一旦没有踩着点儿走，没有按照四季的变化和昼夜的变化去顺应，人就会生病。

第一篇《上古天真论》里，我们讲了人身体变化的规律。比如说，女子七年一个周期，男子八年一个周期，这个周期其实就是天时。《黄帝内经》讲"女子七岁肾气盛……十四岁天癸至"，也就是说，天时走到那个点儿了，你就该有相应的变化了。如果这个周期乱了，我们就叫乱七八糟。

成语经常说的"乱七八糟"其实就这么一回事儿。"乱七"，就是说女子那个七年的周期乱了，没到十四岁来例假了，到了四十九岁例假还不断，或者提前闭经了。男子呢，身体不好肯定就是"八糟"了，因为男子是八年一个周期。

> ◀ 一个人能健康地生活，就是因为很好地处理了与天时、地利的关系。

> ◀ 天时走到那个点儿了，你就该有相应的变化了。如果这个周期乱了，我们就叫乱七八糟。

27

如何让自己"眼神天真、有活力"

徐文兵：《上古天真论》里指出了做人的四大境界，让我们这些普通人朝这个方向努力。第二篇讲的是《四气调神大论》，告诉大家怎么按照四季节气去调整自己的生活节奏和周期。

第四篇我们讲的是《金匮真言论》："天有八风，经有五风。"意思是说，天气的变化对不同地域的人会产生相应的影响；另外，我们还特别讲了中医"五行"的观念，金、木、水、火、土五种元素对人的臓腑功能变化会有什么影响；还有以前讲的从平旦到日中等昼夜的变化……这些其实讲的都是天时。

大家都知道要日出而作、日落而息，春生、夏长、秋收、冬藏，这就是最简单的顺应天时。

前阵子过节，我在乡下跟一帮八十多岁的老头、老太太待了五六天。在乡下最大的感觉是什么？一到晚上七点，日落，吃完晚饭，人家老头、老太太都睡了，我也跟着困。

梁冬：我前些日子到山上修道去了，也是天一黑就困，这是什么原因呢？

徐文兵：一个是没有灯，一个是没有那种躁气，就是大城市形成的那种让人浮躁、夜不能寐的那种气。在乡下晚上睡得早，第二天四五点钟跟着那帮老头、老太太起来，没想到人家八十多岁了，居然还下地干活！

最有意思的就是，我们一块去泡温泉，唱卡拉OK。本来觉得，那里面我还算倒数第二小，还有一个三十岁的人。可我们跟这帮老头、老太太坐在一块儿，最大的八十七岁，最小的也七十八岁，看看人家干吗？唱卡拉OK！

我心想，卡拉OK应该是年轻人唱，没想到人家八十多

▶ 日出而作、日落而息，春生、夏长、秋收、冬藏，这就是最简单的顺应天时。

28

岁了，上去就唱！有个老太太都八十三了，唱两句觉着不过瘾，又拿出口琴吹。我跟他们在一块，觉得真是处天地之和，那种眼神的天真，那种生命的活力，哎，我就感觉人家就是《上古天真论》里说的那些人！

梁冬：为什么这些人能健康长寿呢？

徐文兵：我分析有这几点：第一，人家太阳落山就睡了，早晨起得也早，所以自然那点儿人家踩得好。

第二，乡下的水好。我在城市里按照茶艺老师说的方法泡茶，会买山泉水来用。但我觉得乡下那个水，比我买的山泉水都好喝。而且，人家那是活水，我们买的水放在桶里面，是死水。

第三，我觉得在乡下吃的那些食物、蔬菜特别好。人家院子前后都是自己种的菜，到吃午饭了，摘个茄子，弄个黄瓜，洗个西红柿，切棵菜，一做，很新鲜，很好吃。

另外，人家入秋以后吃什么菜？绝对不是我们春天、夏天吃的那些菜，而是我们在《金匮真言论》里说的"其臭腐"。他们用的是自己做的酱，头一天就把新鲜的黄瓜、茄子、辣椒埋在那酱里面，过两三天，甚至过一天后拿出来，就变成腌菜了。秋天就切那个菜吃，哎哟，吃那菜我吃得特别香。到了秋天嘛，就得吃点儿酸的。而到了冬天，吃点发酵的、酸腐的东西胃才舒服。

最后，不得不说说他们的心态。这些人从不把自己当成老人，"我是垂垂老矣，行将就木，成棺材瓢子了。"相反，人家觉得自己很年轻，该干什么干什么。所以，我这个假期跟一帮老头、老太太在一起，学习到的最可贵的精神就是——身体力行。也就是说，天时、地利对人的这种影响。

宇宙这么大，地球这么大，我们只是地球上的一个小

◀ "眼神天真，有活力"的秘密。

◀ 第一，人家太阳落山就睡了，早晨起得也早，所以自然那点儿人家踩得好。

◀ 第二，乡下的水好。

◀ 第三，我觉得在乡下吃的那些食物、蔬菜特别好。

与自然和谐相处，就能获得生命的活力。

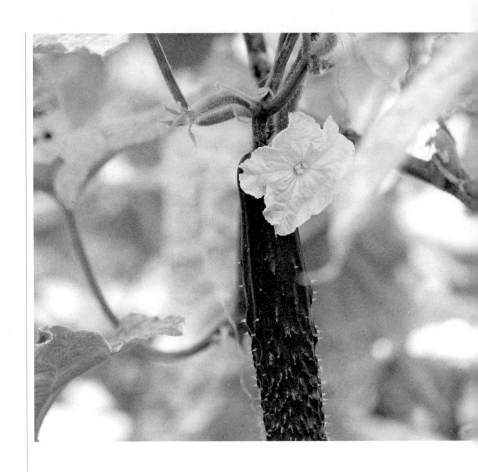

▶生活环境对人的身体健康影响非常大，我们得意识到这种影响，有好的我们去发扬，有坏的我们就给它屏蔽掉。这样，我们既能跟天地相处得和谐自然，又能过上一种不费劲却健康快乐的生活。

"细菌"啊！整天想着自己吃这个药、喝那个药对身体好，却不想想，地球对我们影响多大！太阳对我们影响多大！

所以，这一次我们先讲居住的生活环境对每个人身体健康的影响。生活环境对人的身体健康影响非常大，我们得意识到这种影响，有好的我们去发扬，有坏的我们就给它屏蔽掉。这样，我们既能跟天地相处得和谐自然，又能过上一种不费劲却健康快乐的生活。

把《异法方宜论》挪到我们讲完天年后来讲，我觉得正逢其时。

2. "黄帝问曰：医之治病也，一病而治各不同，皆愈，何也？"

出生地影响你一生的体质

一方水土养一方人

梁冬：请徐老师为《异法方宜论》破一下题吧：什么叫做"异法"，什么叫做"方宜"？

徐文兵："异法"的意思就是：治疗方法不同。

这一篇中，黄帝问岐伯，有的时候我看你治病，"一病而治，治不同"，很多人得的是同样的病，你却用不同的方法去治疗，但是"皆愈"！结果是一样的，为什么？岐伯就说："地域使然，地势使然！"因为这几个得了同样病的人来自不同的地方。

俗话说，一方水土养一方人，不同地域会对这里人的体质和健康，乃至心态造成不同的影响。作为医生来讲，治病就得"因势利导"，根据病人所来自的地域，分析他的体质，给他以适合的治疗方法。这叫什么？就是"方宜"！

而医生使用的治疗方法具体指什么呢？我们指的是大的方法。法可以分成什么？内治、外治。药也有内服药和外用药。所以说，这种法呢，其实是指一种治疗的手段。

在《异法方宜论》里，根据不同地域、不同体质的人具体给出了不同的方法，比如说用砭石、用针刺、用艾灸，还有内服中药、导引、按跷等方法。中医到底是怎么给人治病

▣ 一方水土养一方人，不同地域会对这里人的体质和健康，乃至心态造成不同的影响。

31

的？现在的人看到中医在萎缩、退化，一说治病就是开方子，其实中医用的方法有很多，甚至还包括佩戴香囊的方法、祝由的方法。

但是呢，这些方法都有一个基本的指导原则，就是最后让医生选择这种方法的原则，也就是"道"。古人说"道、法、术、器"，治病的方向是"道"，至于采取什么样的方法？那就看具体的操作了，这就涉及我们中医看病时的问诊。

▶ 中医用的方法有很多，甚至还包括佩戴香囊的方法、祝由的方法。

佩戴香囊也是中医治疗方法的一种。

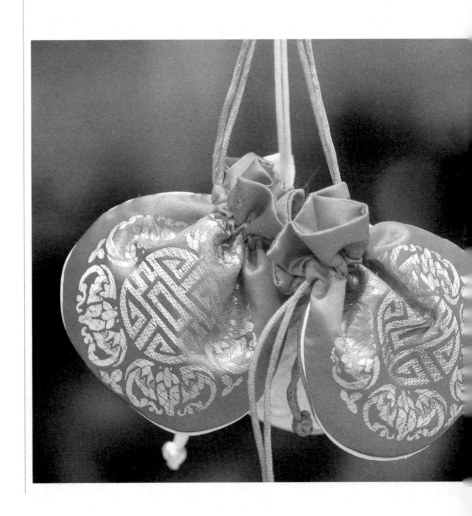

为什么说"同姓最好不要结婚"

梁冬：同姓最好不要结婚，为什么呢？

徐文兵：第一，尊姓大名。姓名中的"姓"代表什么？现在很多人都认为代表父亲，但你看姓怎么写？"女""生"，最早的姓不是父姓，是母姓。人类社会是慢慢在进化的，但最早都有个共同的时期叫母系社会。

为什么叫母系社会？这其实就是我说的那个"巫"掌权的时代，女人当家作主的时代。当时人们是一种什么状态呢？只知其母不知其父。像现在泸沽湖那个地方还保留着这种遗风，他们对母亲的这些——我们叫性伴或者男友，都叫舅舅，也许某一个人就是他爹，但是他也不知道谁是他爹。

如果想区别一个人怎么办呢？只能问母亲是谁，姓指的是母姓。后来过渡到父系社会，才把这个姓变成了父姓，这时才知道父亲是固定的。

梁冬：男人篡班夺权了。

徐文兵：对，"巫"慢慢地功能退化，而那个"觋（xí，男巫师）"慢慢篡班夺权了。这时姓代表的是什么？是血亲。比如说，我们说有些人得了遗传病，有的是隔代遗传，有的是显性遗传，有的是隐性遗传，其实通过这个姓来解释的话，就很简单了，说的就是血亲和谱系的关系。古人讲"同姓相婚，其生不蕃"，意思是什么？如果你们俩血缘比较近，结婚生了孩子，很可能就生出几个呆傻痴茶（nié）的孩子。

如果男子跟自己的表姊妹或堂姊妹结婚的话，像《红楼梦》里那些表亲或者堂亲，就很容易出现遗传病。所以，古代人说同姓最好不要结婚，因为你们的血缘关系很有可能离得太近了。

姓怎么写？"女""生"，最早的姓不是父姓，是母姓。

古人讲"同姓相婚，其生不蕃"，意思是什么？如果你们俩血缘比较近，结婚生了孩子，很可能就生出几个呆傻痴茶的孩子。

3. "尊姓大名"背后的意义

为什么中医看病先问"尊姓大名"

医生看病，第一要问姓，第二呢，就要问名。古代人不仅有名，而且有字。名者，命也。你生在什么样的家庭，你没法儿自个儿选择。所以一问你的名，噢，别人就对你父母的这种教养程度、水平以及父母对你的期许有了大致了解。

名是父母给起的，字则是自己给取的。字一般是求学、弱冠之时，自己在名的基础上作的推演、演绎，或者干脆跟名儿没关系，代表本人的一个志向。所以通过字，医生就能对病人心里想的有所了解。

梁冬：所以说"字者，志也"嘛。

徐文兵：我们说看病先问您"尊姓大名"，讲究的就是先问姓，再问名、问字。在这之后，还有一个特别重要的问题，就是问"何方人氏"，看您是哪儿、哪个旮旯（gā lá）①的。

我们经常说"姓氏"，可大家都把它归到了"姓"，忘了那个"氏"是什么意思了。这里的"氏"没有血亲的含义，只能说咱们是从同一个地方来的。

我记得小时候文革那会儿，中央宣读中央委员名单，都要说一句"以下按姓氏笔画为序"。可一百多个人的名单，你怎么排呀？当然，前面这个最高领导人，主席、副主席不需

> ▶ 名是父母给起的，字则是自己给取的。字一般是求学，弱冠之时，自己在名的基础上作的推演、演绎，或者干脆跟名儿没关系，代表本人的一个志向。所以通过字，医生就能对病人心里想的有所了解。

---

① 旮旯：狭窄偏僻的地方。

要姓氏笔画，那是有顺序的，不能因为你笔画多，你就排在第一位，对吧？而后面的这些中央委员，就是按姓氏笔画来排的。

等我长大以后，我就认为这样排是有问题的，因为它是按"姓"的笔画来排序，不是按"氏"的笔画。

"姓"和"氏"区别在哪儿？氏，我刚才说了，一方水土养一方人，在这方水土生活的人，就会有一种特定的饮食、风俗习惯，从而造就了相对于其他地方的人不同的健康状态、心理状态和性格状态。

我们经常说"穷山恶水出刁民"，还有句话叫"无湘不成军"。这是什么？就是说一方水土造就了这方人。所以，我的病人找我看病，我都有个基本的问诊记录。一问出生地，您出生在哪儿？二问您父母是什么情况，在哪生活什么的。通过这个过程，就能了解这个人大概的饮食习惯，或者性格、生活习惯。这样的话，有助于医生了解病人的身体情况，从而对症用药。

比如说，火神派经常要用"附子"。来了一个四川江油的病人，人家炖肉都放附子，你却在那儿给人开药：附子10克、15克。这不瞎扯吗？人家早已产生耐药性。

梁冬：此话真是有道理。

徐文兵：说到这个"氏"，你再看一个词"根底"。我们常说，对人要"知根知底"，那个"底"字，部首之下就是"氏"字加一"点"。这有什么意义呢？就是说，人所有的东西，跟他生长的生活环境有很大的关系。你想对他有深刻的了解，一定要知道他的"氏"，原产地，made in where。

梁冬：原产地，讲得太对了！插一句，我生活中就没发现过一个笨蛋湖南人，我见过的所有湖南人都是聪明的，这

◀ 我们常说，对人要"知根知底"，那个"底"字，部首之下就是"氏"字加一"点"。这又有什么意义呢？就是说，人所有的东西，跟他生长的生活环境有很大的关系。

真是奇怪了。

▶ "惟楚有才，于斯为盛"。

徐文兵："惟楚有才，于斯为盛"。

梁冬：嗯，湘女多情……情更长！

姓氏的"氏"有三个含义

徐文兵：我再补充一个问题，我们讲到姓氏的"氏"到底是什么意思？"氏"就是说"何方人氏"，你从哪里来，但是"氏"还有另外两个意思，一是职业。

比如说"燧人氏"，就是指钻火的人；"神农氏"，指的是种庄稼的人。黄帝叫什么氏呢？叫"有熊氏"！

梁冬："有熊氏"，我以前就不明白，什么叫"有熊氏"啊？

徐文兵：我们的祖先叫"伏羲氏"，"伏羲"什么意思？指的是一群人，一群狩猎的人！他们降服牲口，把野兽"啪啪啪地干掉"，这种行为我们称之为狩猎。

▶ 我们的祖先叫"伏羲氏"，"伏羲"什么意思？指的是一群人，一群狩猎的人！

当年黄帝跟蚩尤打仗的时候，动用的是"特种部队"，让老虎、大象、豹子去跟蚩尤打。这时，他已经不再是见到野兽就打一个吃一个了，而是拿回家去驯养，为自己所用。"有熊氏"指的就是畜牧的人。

梁冬：对啊，《封神演义》里面讲的，都是玩这种战术，把野猪变成家猪，野鸡变成家鸡。

徐文兵：所以说，家猪叫豚，野猪叫猪。羊是最温顺的动物，人类最早驯化的是羊。像西藏的藏羚羊、山上的黄羊都是野羊，慢慢地，我们的祖先就把它驯养成家羊，随时取，随时用。

梁冬：除此之外，黄帝还有一个"氏"，叫"轩辕氏"，这又是什么意思？

徐文兵："轩辕氏"就是指造车、驾车的人。古书上记载，黄帝是造指南车的，这也是代表他的职业。所以，"氏"的另外一个含义就是你从事的职业。而"轩辕"这个姓，说的就是你所属的家族。

你看北京人现在说的"风筝哈""馄饨侯""爆肚王"，也说的是姓氏，只是前面是氏，后面才是姓。

比如说"风筝哈"，职业就是做风筝的，而他的姓是什么呢？"哈"！"馄饨侯"也是一样的用法，它的意思是：我是做馄饨的，我姓侯。

梁冬：西方人不都这样么？

徐文兵：再比如说，你叫我"徐大夫"，那么徐就是我的姓，大夫是我的职业，这就是姓氏的意思。对于中国的古文化，每个人都会用，但很少有人知道为什么。

"氏"还可以根据职业再作进一步的细化。再举个例子——毛主席，毛是他的姓，那主席是什么？就是他的"氏"。而毛主席以后呢，还有江主席、胡主席，工会主席也是主席。一说主席，人们就会联想到一大串儿人。

这里叫的"主席"，其实就是氏。所以，这就需要细化了，得加上姓才行。

再比如说，我们现在叫"王局""李队""张处"，什么意思？这也是在叫他的姓氏。前面是张，后面是处，姓张的处长，这就是进一步细化了。

在这里，我就算把这个"氏"给大家彻底交代清楚了。氏，一是指你从哪儿来的，二是指你从事什么职业，三是指你是什么职位。所以一说到"氏"，指的绝对不是一个人，而是一群人。

梁冬：简单的一个字，竟然包含了这么多的信息！

◀ 氏，一是指你从哪儿来的，二是指你从事什么职业，三是指你是什么职位。所以一说到"氏"，指的绝对不是一个人，而是一群人。

徐文兵：所以古书上说，"神农氏尝百草，一日遇七十毒，得荼而解"，其实，这绝对不是神农一个人在那儿尝，是神农氏，而这个氏可能延续了好几代人。

一个人出名了，会带着他整个家乡出名

姓氏还有个特点，就是人杰地灵！一个人出名了，他会带着他整个的家乡出名。

现在我们一说起某个人，牛！然后叫他的名儿就会叫什么？称他的姓，再加上他的出生地。比如说"袁世凯"当了大总统，他的功过是非我们姑且不评价，可后人管他叫什么？袁项城，他是河南项城人。再比如说李鸿章，他是哪儿人？徽军首领嘛，李合肥！这一下把名人的姓和出生地都联系起来了。

梁冬：简直是当地的形象代言人嘛！

徐文兵：对，当地形象代言人！梁冬出名了，也会带动你的出生地。梁冬你是哪儿人？

梁冬：广东省新兴县人，叫梁新兴。

徐文兵：孙中山的名字，也跟他的家乡有关系。那个地方原来不叫中山县，孙中山出名以后，就把县城的名字改成中山了。现在还有志丹县、左权县，指的是当年刘志丹的故乡，左权牺牲的那个地方。这就是人杰地灵，因为人出名了，把这个地方的名气也给带动起来了。

梁冬：对，"张自忠路"看来也是这个来由。

徐文兵：这都是我们中华民族的一个传承，说的是地域对人的影响。

4. "歧伯对曰:地势使然也"

健康的终极智慧是借势

民风彪悍,因为当地地域的能量强

徐文兵:上次我们说到了湘(湖南),俗话说"无湘不成军",你知道湘西剿匪死了多少人吗?

梁冬:多少人?

徐文兵:这个事件发生在解放战争渡江战役之后,那架势真是摧枯拉朽,势如破竹。你看《开国大业》里毛主席说的:"淮海战役结束了,从此以后中国没有大的战事了,就是国民党正规军也不在话下了。"但是,这之后到哪儿受到磕绊了?就是湘西啊!

湘西剿匪,挺难打的。湘西是作家沈从文的老家,就是现在旅游胜地凤凰这一带。十大元帅谁从湘西出来的?贺龙,他特别能打仗!

当年湘西剿匪的是四野,四十七军在那儿打的。那儿的土匪神出鬼没,再加上当地民风彪悍,哪怕贺龙对当地地域非常熟悉,但打起来还是很费劲。你说这方水土养出来的这帮人,多厉害!

梁冬:民风彪悍,地域的能量该有多么强啊!

徐文兵:这个地方的能量强,一个是跟它的饮食有关,再一个就是受地势的影响。据说湘西那儿是"十万大军"在剿匪,可见山形地势对人的影响有多厉害!而到了"一马平

这个地方的能量强,一个是跟它的饮食有关,再一个就是受地势的影响。

"川"的平原地区，你想当土匪都难，除非你挖地道。

梁冬：所以平原地区的人都只能做风流才子佳人，谈谈情说说爱。

地势到底蕴含了怎样的能量

梁冬：好了，话说回来，为什么一种病有各种治疗方法，而且都能治得好呢？岐伯对曰"地势使然也"，是因为出产地不一样吗？

徐文兵：你看这个势力的"势"，上面一个"执"，下面一个"力"，"势"是一个什么样的东西呢？"势"啊，我们讲势气、势力，它们表现出来的东西都属阳。可实际上，"气"和"力"都是无形的，而这个"势"是什么？是蕴含在里面，蓄势待发还没发的那个东西。

梁冬：是啊，你看看，物理学上就叫作"动能""势能"嘛！

徐文兵：我们说，这个人家里很有势力，不是说他领一帮穿黑衣服的人，戴着墨镜，拿一把斧子天天砍人。相反，说的他是拥有那种力量，要砍的时候能砍得了，你别招我！

所以，现在使用核武器都叫什么？蓄势。我有，但是我不用，引而不发。

我以前看过一个希腊神话，大概叫"达摩克利斯之剑②"。什么意思呢？处罚一个人时，就让他坐在那儿，然后用一根

> ▶ "势"是一个什么样的东西呢？"势"啊，我们讲势气、势力，它们表现出来的东西都属阳。可实际上，"气"和"力"都是无形的，而这个"势"是什么？是蕴含在里面，蓄势待发还没发的那个东西。

②达摩克利斯之剑：源自希腊神话，迪奥尼修斯国王请他的大臣达摩克利斯赴宴，命其坐在用一根马鬃悬挂的一把寒光闪闪的利剑下。意指令人处于一种危机状态。

马鬃悬一把利剑在他头顶上。

梁冬：对着百会穴？真黑呀！

徐文兵：这个人不是叫"如坐针毡"，而是什么？他头上悬着一把蓄势待发，但是引而不发、摇摇欲坠的剑，所以这叫"千钧一发"。一千钧的东西吊在一根头发丝上，眼看就要往下砸，但是又没砸，那种状态就是一种"势"。

我们看山的状态，尖起的，凸起的，或者是一个巨石快要倒，但是又没倒，那个状态就叫"势"。古代把太监阉割，包括使用一些对女性的宫刑，就叫"去势"，去掉了。

梁冬：就是让你没有那种发力、发气的可能性了。

徐文兵：对。但是那种能量还是蓄积在那儿，对你是有影响的。

具体这个"势"的含义呢，我举两个字给大家说一下：一个是"危"，一个是"险"，这都是势。什么叫"危"呢？就是说人站在悬崖边儿上那个状态，叫"危"。什么叫"险"？本来一条平平道路上，却堆满了各种障碍，这就叫"险"。所以说，"危"和"险"不一样，这都是"地势使然"。

◀ 一千钧的东西吊在一根头发丝上，眼看就要往下砸，但是又没砸，那种状态就是一种"势"。

◀ 什么叫"危"呢？就是说人站在悬崖边儿上那个状态，叫"危"。什么叫"险"？本来一条平平道路上，却堆满了各种障碍，这就叫"险"。所以说，"危"和"险"不一样，这都是"地势使然"。

5. 如何借助地势来壮大我们的人势

中国"西高东低"的地势对我们身体有什么影响

▶ 古人说，上知天文，下知地理，我们起码对自己的地理该有个了解。

徐文兵：古人说，上知天文，下知地理，我们起码对自己的地理该有个了解。我们中国的地势是什么状态？

梁冬：西高，东低。

徐文兵：对了，西高。西北都偏高，东南都偏低。中华民族的发源——黄河和长江是两条母亲河，它们中间就是在东西之中、南北之中，相当于河南中原，波及到山西的河东地区，就是运城一带和陕西的一部分。

我们看一下中国的版图。大概在周朝的时候，中国的影响力就在中间这一块儿。南，没到云南；北，没到现在的东三省；但是从东呢，大概到了海边，也就是现在的这个冀东（秦皇岛或山东这一带）；西边呢，就到了青海、甘肃这一块儿，再往西呢，就是吐蕃，现在的西藏了。到了汉朝，还有了这个西域，张骞通西域。

所以，我们今天讲《异法方宜论》，就要首先对"异法方宜"这个地域有一个大概的了解。这里说的"中"，指的是现在河南这个地块儿。而从河南这一块儿往西北走，那是什么？黄土高原。

我老家是山西的，山西就比北京高出将近1000米。你看，从北京到大同，尽管距离就是382公里，但火车走得很慢。现在都提速了，还得走 5 个小时。

火车现在提速到每小时 100 多公里，应该两三个小时就到了，为什么还这么慢？大家都知道，通八达岭时，中国修的第一条铁路叫京张线，詹天佑修的。为什么青龙桥那儿又做成个"人"字线呢？就因为它那个坡儿太陡，火车拉不上去，只好先走一个拐弯儿。先走这边儿，然后再往上倒车，否则，一是容易动力不足，以前火车是烧煤嘛；二是容易翻车。

再来说说内蒙，它也是属于高原。在内蒙为什么光长草，不长树呢？还是"地势使然"。你看，地势既然会影响到了我们的植物，那么，就会影响到吃这种植物的动物，然后影响到人。

梁冬：一个"地势"居然还有这么多门道。所以说，我们为什么要听老师讲课，你觉得明白"地势使然"就是地方不一样的意思，但原来它背后还有那么多能量的不同。"地势"蓄积的就是一种能量。

去他乡定居，先考察那儿的环境是否合拍

徐文兵：再往西呢，你看到了青藏高原，本来挺高的吧，但是在青藏高原下边就窝下去一个盆了，就是我们现在的四川。

我从小特别喜欢看地图，我家专门有一个立体的地图，特别好用。一般平面地图它用等高线来标示，比如说这儿有个山，就在这儿画圈，最高点海拔多少。但是那种感觉呢，让人觉得不立体。

当然，这在很多军事家眼里那都是立体的，生动形象。但我觉得看这个不过瘾，就买了一个那种塑料压出来的立体

◁ 内蒙为什么光长草，不长树呢？还是"地势使然"。你看，地势既然会影响到了我们的植物，那么，就会影响到吃这种植物的动物，然后影响到人。

地图，你一看就知道中国的地势情况了。

大兴安岭的东侧是松嫩平原，大兴安岭的西边就是内蒙了，内蒙的东蒙那里地势很高……再往下走，是河北、华北大平原，华北大平原太行山这面，那是黄土高原，然后你再看四川盆地，就洼下去了。

四川这个地方啊，在远古的时候原来是个大水库。夸张点说，就是个大海！它在那儿蓄了一大盆子水，里面没有人烟。大禹治水，从那儿凿开三峡以后，里边的水冲泄下来，然后慢慢地水没了，就变成了一个盆地。所以，人家四川人为什么爱吃辣，你得看看四川人生活在什么地方！

梁冬：水深火热呀！

徐文兵：水很深火不热，但湿气很大，所以得吃辣椒、花椒来祛湿！

而到了我们现在所谓的东南方，就是两条母亲河——黄河和长江带着泥沙冲积出来的平原，你看《内经》上是怎么说它的？地势卑下。它先冲出来一个湿地，然后慢慢地变成沼泽、盐碱地。多少年以后，它再演变成了腐殖层，就是有机物的堆积，这才变成了一个良田。

沧海桑田，多少年的变化才能出来，这就是地势使然。

所以，我们要去他乡定居，最好先了解一下自己从小生长的环境，这样的话，才能更好地知道自己的体质，然后迁徙到新的环境后，才能更好地适应它。这就叫知天、知地、知人。

梁冬：而且，大家都可以先观察一下自己生活的小区，是吧？

比如，A3 栋和 A4 栋比较高，也有地势，也会影响你的体质。这个东西呢，当然就说得比较细节化了。

▶ 四川人为什么爱吃辣，你得看看四川人生活在什么地方！水很深火不热，但湿气很大，所以得吃辣椒、花椒来祛湿！

▶ 沧海桑田，多少年的变化才能出来，这就是地势使然。

所以，我们要去他乡定居，最好先了解一下自己从小生长的环境，这样的话，才能更好地知道自己的体质，然后迁徙到新的环境后，才能更好地适应它。这就叫知天、知地、知人。

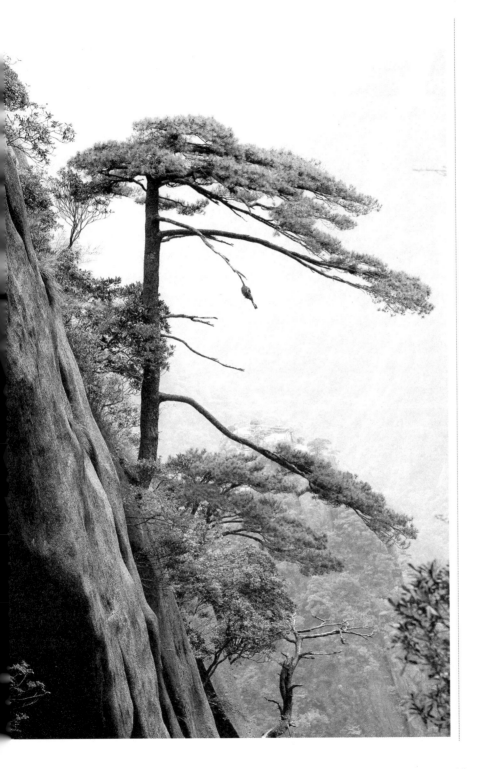

不同的地势中蓄积着不同的能量与生机。

东方是鱼盐之地。在东方，吹的风都有鱼腥味儿，有盐的味道。

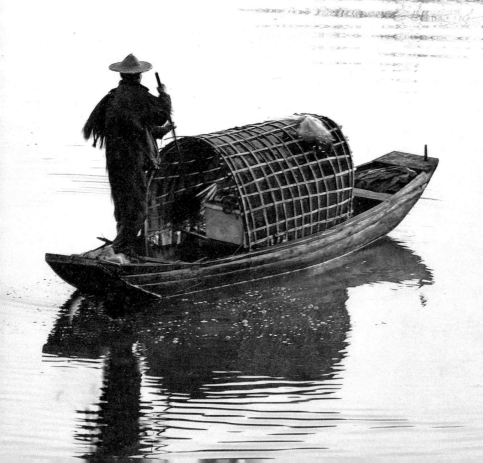

第二章
东方人容易得什么病

东方就是日出的地方，日出之地，主生。"东方青色，其类草木"，东方是草木绝对茂盛的地方。

曹操的诗，"东临碣石，以观沧海"，后边儿还说了一句，"百草丰茂"。曹操东临的地方就是我们现在讲的冀东，所以，《黄帝内经》上指的实际上是秦皇岛那个地方，"魏武挥鞭，东临碣石有遗篇"！

这里所说的东方还没有到达现在所谓的东三省，仅仅是胶东半岛，再到江苏、连云港这一带，以及浙东。在那个年代，中国的版图就达到这儿。

东方也叫"鱼盐之地"。我们现在说的南方，福建、广东这些靠海的地方，也都叫鱼盐之地。但当时中原的势力范围还没到这么远。

经文：

　　故东方之域，天地之所始生也。鱼盐之地，海滨傍水，其民食鱼而嗜咸，皆安其处，美其食。鱼者使人热中，盐者胜血，故其民皆黑色疏理。其病皆为痈疡，其治宜砭石。故砭石者，亦从东方来。

1. "故东方之域,天地之所始生也"

东方：天地所生之福地

古时候的"东方"指的是哪里

梁冬： 上一次我们讲到黄帝向岐伯请教治病的问题，岐伯对曰"地势使然也"，然后《黄帝内经》说"故东方之域，天地之所始生也"，这里开始讲东方了，请徐老师为我们解读。

徐文兵： 我们先定坐标。黄帝向岐伯请教的是"中原地区"，那个时代中原地区的东边儿是哪里呢？

《黄帝内经》的成书年代是在汉朝，也就是公元零年前后，可这门学派的思想是从上古传承下来的。所以，我们研究书中所说的那个东方之域，就要先看这个古书里的东字是怎么写的？

繁体字的"東"中间是个日，然后又套了个木，把"日""木"套在一起，构成東方的東。这与我们中医的五行理论是对应的。

东方就是日出的地方，日出之地，主生。"东方青色，其类草木"，东方是草木绝对茂盛的地方。

曹操的诗，"东临碣石，以观沧海"，后边儿还说了一句，"百草丰茂"。曹操东临的地方就是我们现在讲的冀东，所以，《黄帝内经》上指的实际上是秦皇岛那个地方，"魏武挥鞭，东临碣石有遗篇"嘛！

不过，这里所说的东方还没有到达现在所谓的东三省，

◀ 东方就是日出的地方，日出之地，主生。"东方青色，其类草木"，东方是草木绝对茂盛的地方。

49

仅仅是胶东半岛，再到江苏、连云港这一带，以及浙东。在那个年代，中国的版图就达到这儿。

所以，这一篇也称东方为"鱼盐之地"。我们现在说的南方，比如福建、广东这些靠海的地方，也都叫鱼盐之地。但对不起，当时中原的势力范围还没到这么远。

梁冬：而且，估计那个时候南方还都是森林呢。

徐文兵：当时的南方就是百越，我们叫南蛮，还是个不开化的地区。

梁冬：有一个朋友，他说广东的问题就是"开化太晚，开放太早"。广东的朋友别生气，这不是我的看法，我只是和大家分享一下。但在历史上来说，那个时候南方的确还没有开化，就跟美国最初也没开化是一样的。

徐文兵：所以，就要流放一些人往那儿去！话说回来，从这里我们可以了解到，《黄帝内经》里说的这个东方指的大概就是北起秦皇岛到连云港，再往南到浙江、温州一带。

日本人的祖先其实也源自东方

徐文兵：东方的特点是什么？生发之气大，再一个，草木丰茂。人呢？我们通过中医五行理论可以知道，东方对应的是人的肝脏，肝气升腾，这说明东方的人肝火、肝气都比较旺盛。

我们曾称日本为"东瀛"，"瀛"是秦始皇统一中国以后出现的地名。秦始皇统一天下后没事儿干了，就想长生不死，成仙！《山海经》上有传说，蓬莱往东的山上有三个仙岛，其中有个仙岛叫"瀛洲"，据说住在这里的仙人长生不死。秦始皇听信了这些话，然后就派了我的老祖宗徐福带了三千童

▶ 当时的南方就是百越，我们叫南蛮，还是个不开化的地区。

▶ 我们通过中医五行理论可以知道，东方对应的是人的肝脏，肝气升腾，这说明东方的人肝火、肝气都比较旺盛。

男童女，去到"瀛洲"求仙，想得到长生不死的药。

这三千童男童女正好是秦始皇征服云南以后，从那儿弄过来的，他们就是日本人的先祖。所以，现在很多日本人经常到云南去祭祖。

梁冬：有一年，张艺谋拍过一部电影叫《千里走单骑》，高仓健主演的，讲的就是一个日本人在云南的故事。

徐文兵：对。你知道日本人为什么要那么做吗？他们是在追溯自己的祖先，三千童男童女的血脉是从云南过去的，都是丽江人民。

◁ 这三千童男童女正好是秦始皇征服云南以后，从那儿弄过来的，他们就是日本人的先祖。所以，现在很多日本人经常到云南去祭祖。

2. "鱼盐之地,海滨傍水。其民食鱼而嗜咸"

海鲜虽味美,吃法要讲究

吃海鱼太多,身体易生内热

徐文兵:从秦皇岛再往东,毛主席在诗里写道:"秦皇岛外打鱼船,一片汪洋都不见,知向谁边?"所以,这个地方的人不像中原人那样吃牛羊肉,而是吃鱼。傍海,是鱼盐之地,多的是生猛海鲜。

为什么叫它鱼盐之地呢?

一个民族或者一个文明的诞生,首先离不开水,尤其是淡水;第二个很重要的因素,就是离不开盐。比如四川这个地方出井盐。即使到现在自贡井盐还是很有名的,用井盐腌制腊肉、咸菜,特别好吃。所以东方文明的诞生,很大因素就是因为靠海,不缺盐。在东方,吹的风都有鱼腥味儿,有盐的味道,所以当地人民的饮食习惯就是吃一些海产品,也就是"嗜咸"。而且,他们饮食中不由自主地就多了股咸的味儿。平时呼吸,吸进去的都是海风!

梁冬:没有盐,人就提不起肾气。而且,整个人浑身都是软的,脑子都动不起来,因为肾主脑髓!

徐文兵:但是盐吃多了也不好,会得高血压。而且,它还会使血脉凝气,就是令血液变得黏稠。举个例子,我们把盐水溶解在液体里,放置的时间长了,液体就容易发稠。所以，如果东方人吃盐太多，就会让自己"热中"，体内产生大量的热，发到体表上，就长疮（chuāng）、痈（yōng）、疥（jiè）子这些东西。不住在海边的人，大家平时的饮食也要特别注意，别去赶时髦天天吃海鲜，否则容易落下病根。

吃虾不吃虾眼，等于白补

徐文兵：有人问我，可不可以吃海鲜？我回答，海鲜比较凉，最好少吃点。但是，很多人就反驳我说："哎，虾不是能壮阳吗？那个海马不是能壮阳吗？你为什么说它是凉的呢？"

这就涉及消化能力和摄入量的问题。比如说，有些东西你没怎么吃过或者少吃一点，吃了以后充分把它消掉、化掉，为你所用，它就能让你发热。但如果你一下子吃得太多，要么就堵在那儿，要么就过敏。

所以说，海鲜这种高蛋白的东西是把双刃剑。第一，它被称为发物，吃完鱼、虾以后容易过敏，身上起很多又红、又大、又痒的包，这难道不是让人"热中"吗？还有的人吃完海鲜后，有沉寒痼（gù）冷积在身体里，不但不消化，反而让身体更"寒"了。真正吃海鲜的人，其实是有讲究的。海鲜也是一个相辅相成的矛盾体。比如吃虾，光吃那个虾段，不好消化，想好好消化，那得吃哪？

梁冬：虾皮？虾头？虾须？

徐文兵：虾头！尤其是虾的眼睛。吃虾的时候，把虾的眼睛取下来吃，就是壮阳了。要是光吃虾段，有可能吃得胃里面沉甸甸的，难以消化。因为海鲜的阴阳属性不一样。海边的渔民都是把虾捞出来，虾身子卖了，自己留着虾眼睛吃。

梁冬：哈哈哈，原来是这个样子的。

▶ 有些东西你没怎么吃过或者少吃一点，吃了以后充分把它消掉、化掉，为你所用，它就能让你发热。但如果你一下子吃得太多，要么就堵在那儿，要么就过敏。

▶ 吃虾的时候，把虾的眼睛取下来吃，就是壮阳了。要是光吃虾段，有可能吃得胃里面沉甸甸的，难以消化。

3. "皆安其处，美其食。鱼者使人热中，盐者胜血"

吃盐多的隐患——皮肤黑、肾亏

鱼毒、热毒危害大

梁冬："皆安其处，美其食"是什么意思，为什么要这么说呢？难道是因为这个地方物质条件比较好，所以人们不爱折腾吗？

徐文兵：有些人是非常得天地之眷顾的。上次我讲印度人，在印度那地方，往土里插根棍子都能长成一棵树，海里随便撒一网，捞上来的都是能吃的东西，而且还是高蛋白的。所以，人们不需要太多的劳作。

说到高蛋白食物，你看有些地方吃的大米，黏度特别差，因为什么？含糖分高，含蛋白质少。真正好吃的米是黏米：是黄米，黄色的。黏米就是含蛋白质相对多一点的米。补身体就得多吃蛋白质，蛋白质要是补充不够的话，身体发育就差一点。

在东方，天地之所生，啥都有，不用人操心。所以，这里的人就"安其处"，不用为自己的衣食住行而发愁，而且吃得都很美。

梁冬：这儿的人如果要求不高的话，其实活得还可以，

▶ 在东方，天地之所生，啥都有，不用人操心。所以，这里的人就"安其处"，不用为自己的衣食住行而发愁，而且吃得都很美。

是吧?

徐文兵:但是呢,有一利就有一弊,这些鱼盐的东西吃多了以后,就会产生一个问题,就是后面讲的,"鱼者使人热中,盐者胜血"。

吃盐过多,皮肤就会发黑、变粗

徐文兵:注意,我们说的鱼不是淡水鱼,是海鱼。吃这种咸味重的海鱼会让人"热中"。也就是说,人如果吃这种高蛋白的东西太过了,那些鱼毒或者热毒就会慢慢地集中在人体的肠胃里。集中久了,它就会像火山爆发一样,在人的体表探出个小头,喷发。

> ◁ 吃咸味重的海鱼太过了,会让人"热中"。

梁冬:所以这就叫"盐者胜血,故其民皆黑色疏理。其病皆为痈(yōng)疡"吧?

徐文兵:对,"痈疡"就是说身上会长出疮疡和疔疮,就像火山爆发一样,冒出个小口,排出点脓,排出点血,最后收口。这就叫什么?"有诸内者,必形诸外",身体里面热的东西太多,一定会跑到体表。

> ◁ "有诸内,必形诸外",身体里面热的东西太多,一定会跑到体表。

"盐者胜血",就是说吃盐多的人血液变得黏稠,或者血的颜色会发黑。《黄帝内经》认为,咸入肾,盐是补肾的,而水又克火。所以,老吃海盐的人,皮肤的颜色也因为血液黏稠而发黑。这也是海边的人肤色偏黑的原因之一。

梁冬:肾虚,血液又黏稠,那怎么办呢?

徐文兵:那就只能调脾胃了。上面是火,下面是水,这两人老不和,老打架,所以只能从中来调。

梁冬:刚才讲到,"盐者胜血",就是伤血。吃太咸的东西,会让人的血液黏稠度比较高、比较黑,"故其民皆黑色疏

> ◁ 吃太咸的东西,会让人的血液粘稠度比较高、比较黑,故其民皆黑色疏理。

理"。徐老师，请问什么叫"疏理"啊？

徐文兵："理"是我们皮肤的纹理，古人叫腠理。我们皮肤上有很多表皮细胞，每个细胞之间都有个接缝，特别细微，但是特别透气。

如果人摄入盐分太多，那排出盐分的途径是什么呢？就是出汗。所以，对于东方人来说，如果你想让自己排汗排得更痛快、通畅一些，那就别让身体里蓄积太多的盐分。

有些人的皮肤纹理比较疏松，不那么细腻，其实就是因为吃盐太多。我见过很多西方人都是吃得比较咸，口重，皮肤毛汗孔都比较大。有的女性特意去做美容，想把毛汗孔弄得细一点，其实平时少吃点盐就对了。

北京人管这种吃盐太多的人叫打死卖咸盐的了。意思是说，盐多没地方放，只好都放饭里面。

口重的人容易肾亏、耳背

梁冬：现在肾虚的人比较多，他们下意识地喜欢吃咸的东西，补其肾嘛。但我们怎样才能知道自己是否肾亏呢？

徐文兵：肾亏有几个表现：一个是口重，我们说"精不足者补之以味"，这种人口味都特别重。大家一起出去吃涮肉时，一般饭店里的小料都是麻酱、香油之类的，我见过最恐怖的一个人，小料要的是香油，然后又把大约半瓶味精都放到香油里，就那么涮着吃。一看他的肾就特别虚。

梁冬：很多年前，我留意到一个现象，现在终于理解了。我发现，但凡是夜场旁边，大多都有火锅店。男男女女，夜间出来吃宵夜，都爱吃火锅，而且特别喜欢点麻辣小龙虾吃。看来，他们都是一群肾亏的人啊！

▶ 有些人的皮肤纹理比较疏松，不那么细腻，其实就是因为吃盐太多。

▶ 肾亏有几个表现：一个是口重，我们说"精不足者补之以味"，这种人口味都特别重。

徐文兵：对，肾亏还有个表现，就是对声音不敏感。肾开窍于耳嘛！

这种人肾亏到什么程度呢？你说话声儿小他听不见，必须得用特大的声说。比如说到了一个夜店，普通人觉得震耳欲聋的，但人家却安之若素。这说明他的耳朵已经虚到特别严重的地步了。我见过好多搞摇滚的人，整天就在那儿自己震自己，震到自己肾亏，肾亏精不足，然后就靠吸毒来提神。

梁冬：我认识一对老夫妻，这个老太太告诉我，她耳朵不好，后来就影响肾了。我想这很可能是老爷子晚上打呼噜造成的，她为了睡好觉，长年累月自己潜意识"关闭"耳朵的功能，结果反而影响到了肾。看来，这个肾亏问题是双向的，肾不好会伤耳朵，耳朵不好也会伤肾。

◀ 肾亏还有个表现，就是对声音不敏感。

◀ 这个肾亏问题是双向的，肾不好会伤耳朵，耳朵不好也会伤肾。

4. "其病皆为痈疡"

东方人最容易生的毛病——"痈疡"

梁冬："其病皆为痈疡"，这是什么意思呢？

徐文兵：住在海边的人，老吃肥甘厚味的食物，几代几代传下来，已经适应了。而现在很多人身处内陆，比如说中原、西北等地，也赶这个潮流，去吃海鲜，结果是什么？不言而喻。

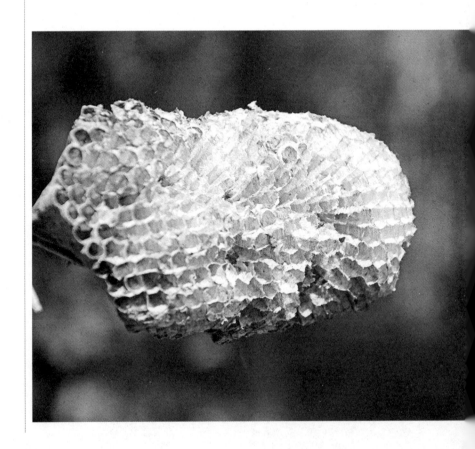

东方人爱吃海鲜，身体最容易积热，长『痈疡』，医学上称为蜂窝组织炎。

有一段时间，北京流行吃水煮鱼，油大，味儿重，最后吃得很多人身上长疖子。现在医学上管这个叫蜂窝组织炎，就是说汗毛孔感染发炎，而且化脓流了出来。这种单个的疖子根比较深，它的漏管比较细，相当于钉子钉进去一样，我们就叫"疔"。有些人更严重，皮肤上的疖子是多头的，好几个脓头挤在一起，这叫什么？痈！就是挤在一起的意思。

这个疮和疡是有区别的。什么叫疡？它是"病"字边，里面一个姓杨的"杨"字那一边。如果你受外伤后没有很好地处理，表皮就很容易被细菌感染，出现化脓，这就叫"疡"！其实，你看那个繁体的"伤（傷）"和疡的字根是一样的，左边是单立人儿，右边是一撇一横，底下一个容易的"易"。而"易"加上一个病字边就是疡！通俗地说，"疡"就是伤口感染。

那什么叫疮呢？如果你受到了外来的伤害，伤口深到了肌肉，这个就叫疮！比如讲"疮伤"，我们内心受到很大创伤，是受创还是受伤？伤到表皮叫伤，伤到肉叫创，这个"创"再加个病字边，那是什么？流脓生疮。它不是外伤，是热中。

像老吃海鲜的人，最后身体积了热，就从皮肤上流露出来了。这也是为什么东方人身上容易起"小火山"的原因，就是容易长痤疮、粉刺、青春痘这些东西。

梁冬：所以，我觉得中国的医生，一定要有自信！中国的肛肠科医生一定是全世界最好的医生。然也！然也！

◁ 如果你受外伤后没有很好地处理，表皮就很容易被细菌感染，出现化脓，这就叫"疡"！

◁ 如果你受到了外来的伤害，伤口深到了肌肉，这个就叫疮！

5.“其治宜砭石。故砭石者亦从东方来”

要想除疮，就用砭石

徐文兵：再说下一句，“其治宜砭石。故砭石者亦从东方来”。

你得了疮和疡，肯定要清疮排脓！也就是说，要等这个脓长熟了，先出一个红头，然后再出个白点，最后等脓熟了，就是个脓包。

梁冬：我以为红头出了个文件呢。

徐文兵：老百姓都知道，脓包迟早有一天得挑破，你不挑它自个儿也得溃破，所以这就需要一个锋利的利器，好把这个痈、疮、疔、疽给划开，从而清疮排脓。这些脓毒卸掉了，皮肤自然就长好了。

因此，《黄帝内经》上说，“故砭石者亦从东方来”。东方有大量病人得了疮和疡，医生在给他们治的过程中，就积累了这种砭石疗法的经验。

梁冬：现在美容院里边那个用针挑破暗疮，基本就是这样的一个技术延续。

徐文兵：对，但暗疮我不赞成挑。你要是耐不住性子，急于给它挑，挑了之后，脸上就会留个永久无法愈合的疤。所以，得了暗疮的话，你一定要收敛自己的肾火。因为暗疮的这种脓和上面说的那种脓毒不同，肾火是你的真火，它不应该露出来。

那么怎么治这种痤疮呢？就是让暗疮收回去。你从外界

你从外界摄入的毒，积存在体内，你得赶紧给邪气出路，让它出去。

60

摄入的毒，积存在体内，你得赶紧给邪气出路，让它出去。

我建议大家去读下我以前推荐过的一本书，那是我妈妈她们学中医的教科书，叫《医学心悟》。《医学心悟》是清朝程国彭写的。关于治火，他提出一个概念，叫子火和贼火。

孩子犯错误了，你怎么办？拉回家好好教育，收敛一下就好了。那贼火呢？很多人都会觉得，杀伐赶走，怎么收拾它都不为过。

但你要是把自己的孩子当贼一样处理的话，这就大错特错了。青春痘是子火，得养。那么，我们就要厚土敛火，要补益脾胃，让它的土厚了，从而把肾冒出来那个火给压回去。

这里我们用的是补法来治子火。而对付贼火的办法，用的就是泻法了。围三缺一，给邪气一出路，这是不一样的。

梁冬：嗯，有道理，有道理。所以，大家如果得了青春痘的话，应该感到骄傲和自豪，说明你还有真火在。

徐文兵：好了，今天我们讲了《素问·异法方宜论篇第十二》的第一段，从东方来的人由于吃盐、海鲜比较多，会得疮和疡。而南方、北方、西方的人，也会因为自己的环境、饮食习惯而体质各有不同。

现在交通发达了，我们经常在外地跑，容易把自己闹个水土不服，得一些奇奇怪怪的病。理解了这些原理，我们才能避开不必要的疾病困扰。

◀ 《医学心悟》是清朝程国彭写的。关于治火，他提出一个概念，叫子火和贼火。

◀ 大家如果得了青春痘的话，应该感到骄傲和自豪，说明你还有真火在。

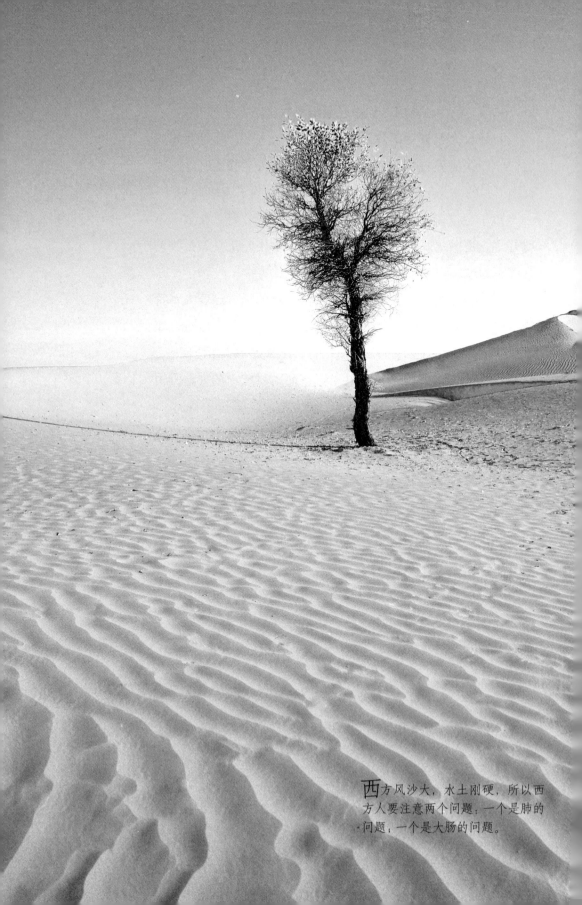

西方风沙大，水土刚硬，所以西方人要注意两个问题：一个是肺的问题；一个是大肠的问题。

第三章
西方人容易得什么病

西方按五行归类来讲属金，包括现在说的金、石、玉这些东西，都属金。

金，主肃杀，所以在中原地区往西，一般都是戈壁、沙漠这样的地方，草木不生。中国的地理特点是西高东低，为什么说"滚滚长江东逝水"，就是因为"地势使然"也，西边偏高东边偏低，所以水都往东边流。

"金石之域，沙石之处。"西方的特点就是产玉石，矿产特别丰富，像中国古代青铜器的冶炼、玉石的出产，追到根上都在西方进行的。

西方的昆仑丘，神话中是王母娘娘住的地方，这也是一个文明的诞生地。

经文：

　　西方者，金玉之域，沙石之处，天地之所收引也。其民陵居而多风，水土刚强。其民不衣而褐荐，其民华食而脂肥。故邪不能伤其形体，其病生于内。其治宜毒药。故毒药者亦从西方来。

1. "西方者，金玉之域，沙石之处，天地之所收引也"

西方的地气是"肃杀"

梁冬："西方者，金玉之域，沙石之处，天地之所收引也。"这句话怎么理解呢？

徐文兵：先说"金石之域"。西方按五行归类来讲属金，包括现在说的金、石、玉这些东西，都属金。

金，主肃杀，所以在中原地区往西，一般都是戈壁、沙漠这样的地方，草木不生。中国的地理特点是西高东低，为什么说"滚滚长江东逝水"，就是因为"地势使然"也，西边偏高东边偏低，所以水都往东边流。

"金石之域，沙石之处。"西方的特点就是产玉石，矿产特别丰富，像中国古代青铜器的冶炼、玉石的出产，追到根上都在西方进行的。

西方的昆仑丘，神话中是王母娘娘住的地方，这也是一个文明的诞生地。

梁冬："天地之所收引也"，就是说天地是在那里"收引"吗？

徐文兵：这句话说的是日头从东方升起来，从西方降下去。"降下去"有个特点，秋天是主肃杀的，《黄帝内经》上说"秋三月，此谓容平。天气以急，地气以明"，这时也意味着人应该慢慢地收敛。

为什么说要收敛？你想，东方人的皮肤是什么特点？是疏理开放！如果到了西方你皮肤再这么开放，整天接收一些

> 西方按五行归类来讲属金，包括现在说的金、石、玉这些东西，都属金。

> 金，主肃杀，所以在中原地区往西，一般都是戈壁、沙漠这样的地方，草木不生。

> 东方人的皮肤是什么特点？是疏理开放！如果到了西方你皮肤再这么开放，整天接收一些肃杀之气，你肯定长命不了。

肃杀之气，你肯定长命不了。

▶ 如果东方的人贸然跑到西边去，会落下病来。

梁冬：所以说，如果东方的人贸然跑到西边去，会落下病来，对吧？

徐文兵：就是挨瓹（cèi，北京方言，打碎的意思）呢。下一句"其民陵居而多风，水土刚强"，讲的是西方人依山陵而住，其地多风，水土的性质又属刚强。

前面说了，东方人"安其处"，就是说不用为自己的居处而发愁。为什么？东方草木丰茂啊，你随便砍个树、搭个房子一住，就不用担心了。可到了西方没木头，咱怎么住呢？

梁冬：那就只能"陵居而处"了。

徐文兵：陵居，就是在山岭里掏个窑洞，这很简单。好多电影都到延安取景，延安人住什么房子？就是在丘陵上挖个洞穴。

梁冬：因地制宜、就地取材嘛！好的窑洞是什么？一定要是向阳的，冬暖夏凉。毛主席写《论持久战》，就是坐在窑洞的窗边写的，窗都是纸糊的，但窗子都是向阳的。

西方人因地制宜，就地取材，在丘陵上挖窑洞居住。

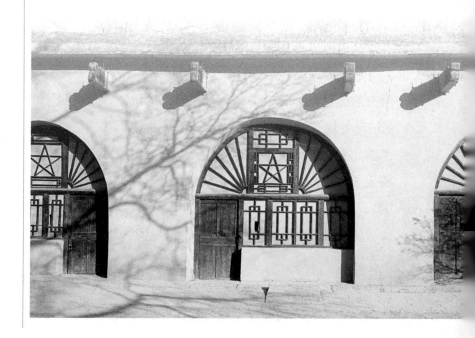

66

2. "其民陵居而多风，水土刚强"

"上风上水"对身体有什么影响

"上风上水"是什么意思

徐文兵："其民陵居而多风，水土刚强。"北京平时刮的风大多是什么风？西北风。住在北京的人们，都把西北方叫什么？上风上水。

梁冬："上风上水上海淀"，路旁广告都这么写。

徐文兵：这是什么意思呢？水是往低处流的。所谓"上水"，就是水的源头。历史上北京的水不好喝。为什么不好喝？因为北京的水碱比较大，拿来泡茶，泡不出好茶来。那时候皇帝喝的水，都不是北京本地井里打出的水。

北京有个王府井，它就有两口井：一个是甜水井；一个就是那种碱水井，打出来的水没法入口。

北京作为国都，吸引了各方举人来考试，中进士当官。这些人很多都是江南的，江南人有个习惯，爱喝茶，喝的又是绿茶。当他们把江南的绿茶带到北京来喝，拿北京的水冲，那茶是什么滋味？不堪入口。

所以，这些离乡的人在北京既要讲究喝茶，又要好喝，怎么办？只能喝茉莉花茶，用茉莉花的那个香气，把水碱的味儿给压掉。

茉莉花茶的底子还是绿茶，但它不是发酵茶，所以用碱水泡出来的味道不会那么冲。这就像一个长得不怎么样的女

◀ 水是往低处流的。所谓"上水"，就是水的源头。

◀ 离乡的人在北京既要讲究喝茶，又要好喝，怎么办？只能喝茉莉花茶，用茉莉花的那个香气，把水碱的味儿给压掉。

人，她可以通过浓妆艳抹、喷香水来掩盖身体的缺陷，让自己赏心悦目些。

现在，北京的水改成自来水了，将密云水库的水通过京密引水渠引到自来水厂，做成自来水，这个水才好喝。密云水库海拔很高的，如果它决了堤，那冲下来的水能把北京给淹了。

梁冬：那西北方的水水质都比较硬吗？

徐文兵：西北方的水水质都偏硬，而且水碱特别大，水土刚强！而真正能泡出茶性的水必须是什么？软水，只有软水才能把茶香、茶气泡出来。茶是木之精，西北是金石之地，水土刚强，正好把茶气给杀掉了。这就是"摧枯拉朽"，茶肯定不好喝了。

梁冬：所以，西方的人是不是比较容易得结石？

徐文兵：对，好多人患结石病跟他们所喝的水有关。

至于说西方"多风"，多的这个风，就是西北风。北京上风上水，风从西北方向刮过来，如果北京空气污染厉害的话，就会把这些受污染的空气全刮到东面和南面，所以住在北京东南面的人，会感到空气更污浊一点。

梁冬：这就是说，西北方的人民把空气先污染一遍，再给下风向的人们，是吧？

徐文兵：而且，这个西风肃杀凛冽，容易伤人。它不像我们说的春风、东风那样，温暖有生机，它带的是一种杀气，所以在西北地区生活不容易。

▶ 西北方的水水质都偏硬，而且水碱特别大，水土刚强！而真正能泡出茶性的水必须是什么？软水，只有软水才能把茶香、茶气泡出来。茶是木之精，西北是金石之地，水土刚强，正好把茶气给杀掉了。

▶ 西风肃杀凛冽，容易伤人。它不像我们说的春风、东风那样，温暖有生机，它带的是一种杀气，所以在西北地区生活不容易。

3. 水土刚强的地方，人也刚强

梁冬：“水土刚强”到底说的是什么意思呢？

徐文兵：“水土刚强”，一个是水刚强，一个是土刚强。所谓土刚强，就是说西方的土地非常薄、非常贫瘠，含有腐质、营养成分不多，不像东北黑土地那样，一攥能攥出油来。

正因为它土薄，所以不容易培养出好的植物。有的地方干脆寸草不生，因为土地刚强，就不易培养出柔弱的东西。到处是沙漠、戈壁。沙漠是沙子，戈壁全是石头，这真是应了那句话“金石之域”。

另外，西方的水也刚强。水的矿物质含量、水碱都比较大。在这种地方煮水，茶壶里结的水碱、水垢就会特别多。一壶水煮出来，你就能看见底下厚厚的一层。

现在很多广告宣传说自家卖的矿泉水里面含有很多矿物质。水里面矿物质含得多就好吗？事实上，水太刚强了也不好。

现在很多广告宣传说自家卖的矿泉水里面含有很多矿物质。水里面矿物质含得多就好吗？事实上，水太刚强了也不好。

4. "其民不衣而褐荐，其民华食而脂肥"

吃华食、穿粗衣，才可抵御西风

为什么西方人要穿得"粗枝大叶"

梁冬：西方的人是不是也刚强一点呢？"其民陵居而多风，水土刚强，其民不衣而褐荐"，这个"不衣而褐荐"里的"褐"是什么意思？好像说的是粗麻的衣服，对不对？

徐文兵：因为西方多风，对当地人伤害比较大，所以他们的衣着跟中原或者东方的人不一样。中原人或者东方人可以穿丝、穿绸，穿轻薄的东西，西方人则穿得"粗枝大叶"，他们穿粗毛、粗麻织成的衣服。在西方要是穿细软衣服，纯粹就是在找病。

这个"褐"的意思是这样的。古代有句话叫："披褐怀玉。"就是说，你别看我穿的是麻袋片，但是我怀里边儿有宝贝。这是古代的一种说法，咱现在也有种说法叫"金玉其外，败絮其中"，意思则恰恰相反。"披褐"就是指穿那种用粗布、粗麻做成的衣服，有的时候西方人干脆就穿个羊皮坎肩。

梁冬：基本上就是波西米亚风格。

在西方生活，得多吃肉才行

徐文兵："其民不衣而褐荐，其民华食而脂肥"，说的是：西方人为了抵御这种刚烈的西风，或者多风的天气，所以吃

> ▶ 因为西方多风，对当地人伤害比较大，所以他们的衣着跟中原或者东方的人不一样。中原人或者东方人可以穿丝、穿绸，穿轻薄的东西，西方人则穿得"粗枝大叶"，他们穿粗毛、粗麻织成的衣服。

得很厚重，皮下脂肪特别厚。

在这里，我们说一说"肥"的本意。现在一说减肥，好像就是说减去身上的脂肪。其实，肥的本意绝对不是脂肪多，而是指人肉多、肉厚。北京以前卖驴肉的是这么吆喝的："驴肉，肥——"你说那个驴整天就是干脚力活，哪有什么油啊？这指的是肉，肉多叫肥，肉少叫瘦，贫瘠的"瘠"。

◁ 肥的本意绝对不是脂肪多，而是指人肉多、肉厚。

鲁迅写《狂人日记》，医生给狂人看病，狂人就想：这家伙是个屠夫，要杀我，杀我之前先来揣揣我的肥瘠。意思就是说医生要看看他哪儿肉多哪儿肉少，这其实是一个被迫害妄想的症状。

梁冬：那我们现在所说的"肥"其实指的什么？是指"脂"太多吗？

徐文兵：现在我们说这人肥、油太多，说的就是他的皮下脂肪。这个脂和肪是什么样子？有个成语叫"肤如凝脂"，脂肪是比较凝固的。而现在我们说这个人"肥"呢，是指那些囊肉，软囊囊的那些东西，挺个大肚子。这个状态古代人叫"腴"（yú），肉字边儿，加一个童叟无欺的"叟"，就是指老头儿的那个"叟"。像膏腴、丰腴，这个"腴"就是我们现在说的"肥"，指油太多了。

梁冬：所以，西方的当地人为了避开这些"虚邪贼风"，吃得比较厚重。这就是《黄帝内经》上说的"其民华食而脂肥，故邪不能伤其形体"。

徐文兵：处在西方这种风大、沙土多、沙尘暴频繁的地方，全靠身体的底子厚。只有底子厚，保护力强的人，才能适宜生存。

◁ 处在西方这种风大、沙土多、沙尘暴频繁的地方，全靠身体的底子厚。底子厚，保护力强的人，才能适宜生存。

梁冬：一个西方的人突然去了东方得多难受啊，他都发不出来。

5. "故邪不能伤其形体"

水土刚强的地方，结石病最多

梁冬：对于从西边儿来的人，我有一个理解：为什么会在肚子里生那么多病呢？可能是因为外面的东西进不来，不会虚邪贼风；内里的毒也散不去，因为他们的皮肤比较厚，对不对？所以都憋在肚子里面，全成内丹了。

徐文兵：精气所结是丹，如果是病气所结，那就是瘤子，结的是邪恶的东西。

很多人对中医都有不同理解，最常见的一个误区就是：阴阳不分，清浊不分。上期我们讲《金匮要略》时说到"其臭腐"，庄子也说"道在屎尿中"，结果有的人就把自己泡在粪池子里。他不理解经文，又虔诚地要学道，结果就干出了此等荒唐之事。

像我们刚才说的"结丹"，如果我们下焦功能是正常的话，就会腐化生出精气。但如果功能不正常，就会腐败，产生浊气。病人身体里长出的那些瘤子，其实是有地方供养的。谁来供养？《黄帝内经》上说"大肠者传导之官，变化出焉"，是大肠。可见，好的变化是从大肠出来的，坏的变化也是从大肠出来的。

所以说，西方人一定要注意两个问题：一个是肺的问题；一个是大肠的问题。

对身体来说，西方强烈的风首先会影响皮毛，其次是影响鼻子，还会影响到肺和大肠。再加上西方水土刚硬的因素，

▶ 精气所结是丹，如果是病气所结，那就是瘤子，结的是邪恶的东西。

▶ 西方人一定要注意两个问题：一个是肺的问题；一个是大肠的问题。

身体里就很容易出现结石。

现在很多人都生活在水土柔弱的地方，却不甘心，非要让身体里的水土变得刚强。怎么办？补钙。

梁冬：补钙其实就是水土刚强吗？

徐文兵：就是，补钙会让身体里的水土变得刚强起来。但大家没考虑到一个问题，补钙补哪儿了？怎么能保证它不变成结石，怎么能保证它不变成骨刺，不变成骨质增生？这些都是人为地给自己身体施加化肥造成的疾患。

要应对这种水土刚强造成的身体不适，也有一个办法。现在甘肃那边儿有的地方很缺水，于是人们就在当地搞水窖，把雨水给存起来，慢慢喝。

但在饮用这个水之前，一是要煮开，也就是消毒。另外一个，还要在里面放点叫"澄（chéng）清"的东西，从而使水里含有的过量矿物质沉淀下来。喝上面的这层清水，就会减少"病生于内"的可能性。

梁冬：西方人腠①（còu）理比较紧凑，肌肤也比较厚，所以外邪进不来，内毒也散不出去，容易长瘤。而那些平时病快快的，容易感冒的人，反而很少长各种瘤。

◁ 现在很多人都生活在水土柔弱的地方，却不甘心，非要让身体里的水土变得刚强。怎么办？补钙。

◁ 西方人腠理比较紧凑，肌肤也比较厚，所以外邪进不来，内毒也散不出去，容易长瘤。而那些平时病快快的，容易感冒的人，反而很少长各种瘤。

①腠：肌肉的纹理。

6. "其病生于内。其治宜毒药"

西方人的很多病都在肚子里

"华食"吃多了，易得肠胃病

梁冬："故邪不能伤其形体，其病生于内。其治宜毒药"，西方人由于腠理比较紧密而且水土刚强，所以身体的很多问题都"留"在肚子里面，西方人便发明了用药在肚子里面解决问题的一套策略与方法，"故毒药者亦从西方来"。

徐文兵：相比于东方人，西方人不会得疮疡病，因为他们自我保护得非常好。另外，所谓的"华食"就是说他们吃的东西品种比较杂、比较多。华嘛！花叉着来，就是花开的那个样子。

梁冬：那么西方人会得什么病呢？

徐文兵：东方人就吃鱼盐，总吃一种东西，偏了，往往会造成五脏六腑的失衡；而西方的人是"华食"，容易得肠胃疾病。

要治疗肠胃病，也就是我们讲的六腑病，东方人用砭石。现在的刮痧就相当于砭石疗法。而古代人想破脓，用的是哪种利器？就是小针刀，或者是把一个瓷碗摔地上，用瓷碗那锋利的边"嗖"一下划破，这都叫砭石疗法。

但对西方人来说，既然病不在表，在收引，在自己的肠胃里面，那用的治疗方法就不是外治法，而是内治法。这个内治法是指服药。

"毒"是指凝聚起来的那种能量

徐文兵：关于服药，《内经》上说"治宜毒药"，我们来讲讲这个"毒药"的"毒"是什么意思。

梁冬：其实，我觉得毒可能就是指不平和、不中和，有偏性的药。

徐文兵：我们说这个东西有毒，是指它的偏性。但"毒"的真正含意呢，是指凝聚起来的那种力量。

比如说一个人眼毒，是说他那个眼神凝聚起来，好像一眼就能把人看透、看穿了。如果一个人神是散的，看东西眼还是花的，你说这人眼毒不大可能。

梁冬：我们还说这人手毒，手毒就是暗劲儿很重，是吧？

徐文兵：就说手上那个劲儿能凝聚到一点。"哎呀，你手这么毒！""下手这么狠毒！"狠是狠，毒是毒，古代这个毒的意思是指凝聚起来的那个能量。

梁冬：压强比较大！

徐文兵：那么，我们所谓的"以毒攻毒"是指什么呀？是说用另外一种相反的凝聚起来的能量，去中和现有的毒，这叫"以毒攻毒"。通俗点说，你体内已经有一种凝聚起来的能量，我用另外一种能量去平衡它，叫以毒攻毒。

解毒和释毒的学问

徐文兵：治毒还有一个办法，叫解毒。什么叫解毒？

梁冬：把它化开是不是？

徐文兵：我们经常说解释，请你解释一下，什么叫解？什么叫释？

> 我们说这个东西有毒，是指它的偏性。但"毒"的真正含意呢，是指凝聚起来的那种力量。

> 那么，我们所谓的"以毒攻毒"是指什么呀？是说用另外一种相反的凝聚起来的能量，去中和现有的毒，这叫"以毒攻毒"。

梁冬："解"是不是有点像物理的感觉，一个扣一个扣地打开；而"释"呢，有点冰释前嫌的意味，用温度把它化开。

徐文兵：靠点谱了。其实，我们都有这个慧根，就是大家没往这儿想。

解和释不一样。就像"庖丁解牛"，你要写成庖丁释牛就不对了。从这个角度来看，解和释有什么区别？

梁冬：解是物理手法，释是化学手法。

徐文兵：不对，有点接近，但是不大对。

梁冬：那到底这个"解释"是如何解释的呢？请徐老师和我们解释一下"解释"。

徐文兵：碰到每个问题时，我就一直在想。有时候想通了，特高兴；有时候想不通，就只好接着再想。

梁冬：闻道则喜嘛。

徐文兵："庖丁解牛（páo dīng jiě niú）"，你看这个"解"，它用了个"角"，上边还有个"刀"，是吧？这个"解"是什么？从内部瓦解。对于一头牛，你得从内部给它剔开，筋是筋，肉是肉，骨是骨，给它分开，从内部给它瓦解掉，这叫"解"。

而"释"是什么意思呢？我拿绳子给你捆住了，那不叫解开，那叫释开。我们现在选的《黄帝内经》的这个版本，是唐朝太医令——王冰编辑的，隋朝有个叫杨上善的人，他编的是另外一本，叫《黄帝内经·太素》。

王冰潜心研究《素问》达12年之久。在写《黄帝内经》这个版本序言的时候，他第一句话叫："夫释缚脱艰，全真导气，拯黎元于仁寿。"

"释缚脱艰"，什么叫"释缚"？就是把外在强加给你束缚心性的那种东西给解脱开，这叫"释"；从内部给它分开则

▶ "释缚脱艰"，什么叫"释缚"？就是把外在强加给你束缚心性的那种东西给解脱开，这叫"释"，从内部给它分开则叫"解"。

叫"解"。

另外,这个"释"还有稀释的意思。它本来是凝聚起来的毒,把它散开了,就没毒了。它就不具有那种"好钢用在刀刃上"伤人的可能性了。

你看警察驱赶那些闹事儿的,外国警察拿高压水龙头镇压,而我们中国警察去了,就喊:"散了,散了。"

梁冬:应该喊:"解了,解了。"

徐文兵:人一散了,它就不具有任何攻击性和伤害性了,因为这些东西要聚在一起才会有可能形成毒。

所以我们经常说的"解毒",有的是从内部给它瓦解掉,这叫"解";而你从外部给它松绑或把它的浓度给降低了,这就叫"释"毒。

梁冬:那"大解""小解"的意思呢?

徐文兵:"大解,小解"其实是用错词了。当年,明朝搞了个大移民。山西这个地方是"躲在小楼成一统,管他春夏与秋冬",不管外边的事,所以山西一直是安定的,人口繁衍得很好。可其他地方战乱频繁,人口稀少,所以明朝皇帝就强迫山西人往其他地方迁。

怎么迁?就是捆上你的手,拴根长绳子,强迫你走。途中你要去大小便怎么办?就得解手。他们对官兵说:"求求您把我手解开,我去撒尿。"官兵就问了:"你是大解还是小解?"如果是小解,松一下就行了,大解就全松开。

其实按我刚才讲的,"解手"应该叫"释手",把外在束缚给分开,让人更自由一些。

◀ 所以我们经常说的"解毒",有的是从内部给它瓦解掉,这叫"解";而你从外部给它松绑或把它的浓度给降低了,这就叫"释"毒。

7. "故毒药者亦从西方来"

如何利用药的偏性来纠正人的偏性

中药最好的产地在西方

徐文兵：西方人大多皮糙肉厚，穿的衣服都是麻的。治疗西方人的病，如果病在肠胃，用口服毒和药。

西方的毒药是最地道的药材，大部分中药最好的产地都是西方，特别是川药！

梁冬：对，附子。

徐文兵：现在医生开药，川黄连、川厚朴、川贝、川芎（xiōng），都是四川出产的最好。为什么？"故毒药者亦从西方来"。

自打"扶阳派"逐渐闻名以后，附子也被大家所熟知，急救、回阳救逆的时候离不开这个药。

但是，国家药典上规定，附子用量不能超过9克。所以现在医生们都不敢用。不敢用意味着什么？很多人本来能被救过来，却因此白白地送命，很可惜。

我刚才说"毒药者亦从西方来"，还有一个意思。不知大家发现没有，很多中药的原产地并不是中国。所有带什么"胡""番"这些字眼的药，比如说胡椒、胡麻、胡瓜、藏红花、番茄、番木瓜……尤其是香料药，都是从西方阿拉伯地区过来的。

中国有一条丝绸之路，出口丝绸、瓷器，换回来的全是

西方的毒药是最地道的药材，大部分中药最好的产地都是西方，特别是川药！

自打"扶阳派"逐渐闻名以后，附子也被大家所熟知，急救、回阳救逆的时候离不开这个药。

这些香料。福建泉州是海上丝绸之路的一个海港，阿拉伯国家很多香料药都是从这里进口到了中国。

而且，这些进口的药都是很有名的中药。比如说现在用来止痛、活血化瘀的中药——"乳香没药（mò yào）"，特有意思，没药叫"Myrrh"，英文音译过来的。中东地区有一种树叫"Myrrh"，根据《圣经》记载，耶稣出生的时候，有三个"King"去探望他，分别带着不同的礼物，其中一个King拿的就是"没药"！

这个"没药"和"乳香"都是"Myrrh"这种树流出来的树胶，凝固之后再做成的药，止痛、活血化瘀效果特别好。

> 这个"没药"和"乳香"都是"Myrrh"这种树流出来的树胶，凝固之后再做成药，止痛、活血化瘀效果特别好。

一些基督教、天主教教堂里都有个小炉子，底下放个小蜡烛点着，上面放着树胶颗粒，燃烧放出阵阵香味儿，这些树胶就是乳香和没药。

西方人把它用作香料，而到了中国以后，它便成了中药。这就涉及中药的定义，什么叫中药？

梁冬：不是中国产的药，而是以中医思想来用的药！

徐文兵：高明！所谓中药者，是在中医理论指导下用的药物，不管它产自哪儿。砂仁、茴香，这些药都是从南方（包括赤道以南、赤道中）或者西方国家过来的，但这些东西为我们所用，在中医的理论指导下去用，就叫中药。

> 所谓中药者，是在中医理论指导下用的药物，不管它产自哪儿。

可惜，现在的医学是在用西医的理论来指导用药，先分析它有哪些化学成分，得出结论再来用药。这么用挺好，我们不反对，但是这绝不是中药！

现在的社会，"智"在发达，"慧"在没落

徐文兵：说到这，很多人可能会跟我抬杠："那都是药

嘛，你管它怎么用呢！"意思是说，药是恒定不变的，怎么用它都一样，都有那种药效。

梁冬：此言差矣！

徐文兵：举个例子，同样的油、调料、菜、肉，普通人炒盘菜跟厨师炒出来的能一样吗？再举个例子，下棋时，大家用的都是同样的棋子，为什么会有输有赢？

现在的社会，"智"在发达，"慧"在没落，大家都去关心有形有质的东西，而忽略了人的思想。有了飞机大炮不一定能打胜仗，操作者怎么用它很重要。而且，领导的指导思想是最关键的。为什么民国以后会出现军阀混战？因为大部分军阀首领都成不了气候——就是个军人，而不是政治家。

梁冬：对，阎锡山就站在山西的角度看问题，陈炯明就站在广东的角度看问题，他们都没有站在国家的角度去看问题。

徐文兵：军阀首领会觉得，我的军队战斗力强，哪有钱就打哪，哪有地盘就占哪。他们追逐这些蝇头小利，缺乏战略的高度。而真正有战略高度的领导者，会为了全民族的利益，为了全中国的利益而战。

要是真正的政治家来指挥这些职业军人打仗，那就不一样了。他们就会考虑：哪些仗该打，哪些仗不能打。这就叫战略思想。

中药的使用也是一样，不懂中医理论去用药，与在中医理论指导下用药，产生的效果完全不同。

越有个性的药，越能治大病

梁冬：所谓的毒药都是以毒攻毒的，大部分的药都是不平的，否则怎么做药呢?

徐文兵：对，如果药没有偏性，那么它也无法纠正病人身体里出现的偏性。

中药里面有个"和事佬"叫"甘草"。"甘草"这味药好像在什么药方里都能出现，百搭。但"甘草"能治病吗? 有些病它也治不了。

而真正治病的药，像大黄、附子，它们都是鲜明的、个性的，具有毒性的药。附子有毒，大黄也有毒，细辛也有毒，但一个善用药的人，就像一个善用兵的将军一样，知道这个人的特点，会给他一个发挥特点的机会。

> ◀ 附子有毒，大黄也有毒，细辛也有毒，但一个善用药的人，就像一个善用兵的将军一样，知道这个人的特点，会给他一个发挥特点的机会。

但这些人、这些药到了"和平"时期，就很危险。好多人等到战争结束了，"飞鸟尽、良弓藏；狡兔死、走狗烹"。没仗可打了，就得给这些好战分子一个好的管束，不然的话，这些人就会闹事儿。

美国巴顿将军为什么后来被免职了? 因为到和平时期了，巴顿这个好战分子还想打、还想闹，总统艾森豪威尔干脆就给他免掉。这其实就是把他的"毒性"给消掉。

"其病生于内，其治宜毒药。故毒药者亦从西方来。"所谓是药就有三分毒，中药内服的这些学问和技术实际上是从西方过来的。

> ◀ 所谓是药就有三分毒，中药内服的这些学问和技术实际上是从西方过来的。

梁冬：所以说，欧阳锋是得大道者。

徐文兵：有道理! 东邪西毒! 金庸老师还是相当有文化的!

不按中医思想来吃，再好的中药也成毒药

徐文兵：前一段时间，有大夫用龙胆泻肝汤治病，结果

病人吃出肾坏死、肾结石。有人就怀疑是中医有问题。出医疗事故了，就说中药有问题，这种看法肯定是片面的。但这种现象特别普遍，尤其在日本表现得十分典型。

日本人很喜欢"汉方"，他们能够把《伤寒论》里所有条文、所有方子的用量都研究到极致，甚至连伤寒论有多少字都知道。但这都是"只见树木，不见森林"。

比如说，中医用"白虎汤"能退烧，那么日本人就会去研究"白虎汤"里有什么东西：石膏、粳米。研究半天纳闷了，这怎么能抗病毒、抗感染呢？他们研究不明白这个问题，因为他们的思维方法本身就错了。

用这种方法去搞中医研究，反而把中医都搞坏了。在日本出现了一起这样的医疗事故——用汉方"小柴胡汤"出现大规模的肝损害。制药厂把"小柴胡汤"制成那种非常好的冲剂，就跟雀巢咖啡似的，即冲即饮，技术很高明。但是医生不知道"小柴胡汤"的使用禁忌，只要是肝炎，符合这个"往来寒热，心烦喜呕，默默不欲饮食"的症状，都给病人用"小柴胡汤"，不管虚实寒热。结果把好多人吃得肝纤维化、肝硬化、肝坏死，搞得那个制药厂也倒闭了。

最后，这些人不反思自己对中医理论不精通，却说什么中药有害，这又是一个极大的错误。不懂中医理论搞中药，那是"人祸"而不是"药祸"。

梁冬： 产业界有一个非常有意思的故事。IBM以前是卖电脑的，后来却把电脑卖给联想。因为人家卖的是Total Solution，卖的是整体解决方案。也就是说，谁要生产什么设备，系统提成用Intel、联想、Cisco的，最后解决问题，就得用IBM。所以，IBM就变成卖思想了，不再看器、术、法，而是看道的层面，从此完成了一个有意思的转型。

▶ 日本人很喜欢"汉方"，他们能够把《伤寒论》里所有条文、所有方子的用量都研究到极致，甚至连伤寒论有多少字都知道。但这都是只见树木不见森林。

▶ 不懂中医理论搞中药，那是"人祸"而不是"药祸"。

徐文兵：很多人说中药是中医的精华，其实，中医离开中药照样可以生存。这就跟高手比武一样，你用你的龙泉剑，我用我的青冥剑，大家根本没必要去关注那个剑到底怎么样，重点是招式。所以说，中药背后的中医思想很重要。

20世纪，反中医派流传一句话"废医存药"，就是说中药是有效的，中医是没用的，把中药保留下来就可以了。这就相当于把厨子都杀了，把菜都保留下来，那怎么做菜呢？

梁冬：有道理！说到此处，徐老师，我有个技术问题想问一下您。有一天晚上，我夜读《本草纲目》，然后看到上面说无论什么东西都可以做药。饭是一味药，人的头发也是一味药，其中还讲到了一味药叫"人中黄"，什么东西叫人中黄？

徐文兵：是把甘草末放到一个竹筒里，然后放到粪坑里去浸。

梁冬：这个"人中黄"的制法有时间限制，我看书上说好像得冬天浸，春天出，是吧？

徐文兵：对，就是要得"腐气"，就是那个腐臭之气。它是治疗那种大肠杆菌已经全部被干掉，吃什么拉什么的病。有这么个笑话，挺恶心，但是有道理。有个病人说："大夫，我吃什么拉什么。吃苹果拉苹果，吃米饭拉米饭。"你知道大夫说一句什么话？

梁冬：你拉什么再吃什么吧。

徐文兵：大夫说："那你只能吃屎了。"

梁冬：哈哈哈。

徐文兵：对呀，吃屎就拉屎嘛！这话很糙，但是利用这种腐臭、发酵的东西去培养人体那些有益菌，在治疗上是颇有道理的。"人中黄"就是说的这种东西。

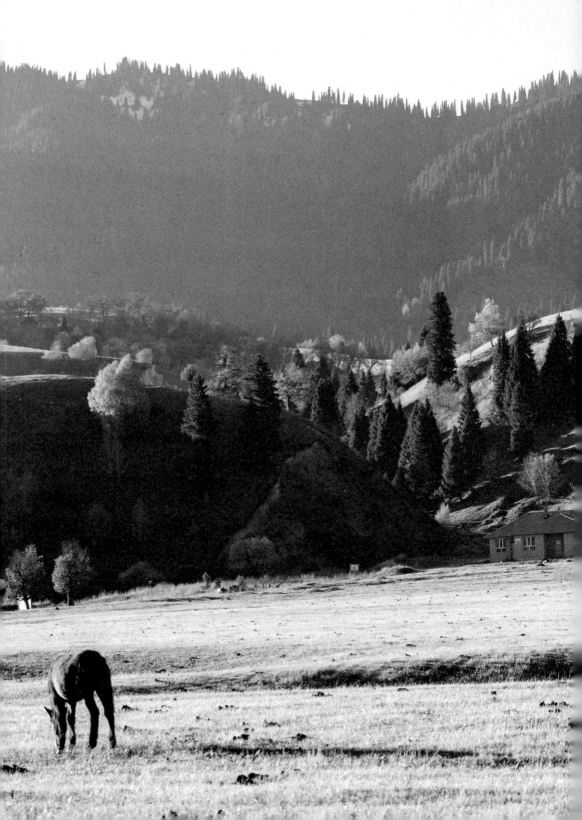

北方人类似于现在的游牧民族，在茫茫的大草原上，逐水草而居。

第四章
北方人容易得什么病

　　北方游牧民族有一个生活特点——逐水草而居。他们没有固定的居处,搭个帐篷、蒙古包就能住了。他们吃的是什么?就是我们现在说的牛奶之类的乳食。

　　乳食是北方人生活当中必不可少的饮品或者食品,包括它的衍生品,如奶皮子、奶酪、奶油等。这些食品一方面是他们生活的必需品,但同时也会生出一些相关的疾病。

经文：

北方者，天地所闭藏之域也。其地高陵居，风寒冰冽。其民乐野处而乳食，脏寒生满病，其治宜灸焫。故灸焫者亦从北方来。

1. "北方者，天地所闭藏之域也。其地高陵居，风寒冰冽"

北方的地气是"闭藏"

古代的北方就是蒙古

梁冬：下面我们讲北方，"北方者，天地所闭藏之域也。其地高陵居，风寒冰冽"。

徐文兵：我们说的这个北方，就是从中央往北，相当于现在的内蒙地区。在汉朝，汉武帝派霍去病去攻打匈奴，一直打到哪儿？打到了现在贝加尔湖这个地区，从而蒙古有了漠南和漠北之分，而《黄帝内经》上说的北方大概也延伸到了这里。

梁冬：我觉得汉朝人比较勇猛，南方人能一直打到北方去，但自此之后，中国历史上就很少有南方人把北方人给消灭掉的了。

徐文兵：明朝有！他们把蒙古人又赶到那个大漠，这也算北伐了。为什么明朝最后定都在北京呢？也是为了震慑蒙古。

中国中部正北这个地区的特点是什么？北方的秋天是收，而冬天是闭藏，正所谓"水冰地坼，无扰乎阳"。

◀ 中国中部正北这个地区的特点是什么？北方的秋天是收，而冬天是闭藏，正所谓"水冰地坼，无扰乎阳"。

87

2. "其民乐野处而乳食"

游牧民族，逐水草而居

梁冬："天地所闭藏之域也。其地高陵居，风寒冰冽，其民乐野处而乳食"，人们都喜欢在野外生存，吃各种乳制品。

徐文兵：北方，"天地所闭藏之域也"。北方人类似于现在说的游牧民族，他们以前是匈奴，逐水草而居。

梁冬：就是牛根生他们那个地方的吧？

徐文兵：对。这个地方的人们"乐野处而乳食"，为什么？诗歌里说，"天苍苍，野茫茫，风吹草低见牛羊"，内蒙古草原，首先是个高原，比黄土高原还高。

我上次说了黄土高原——山西，比北京要高 1000 米，蒙古高原呢，比黄土高原还要高。我们开车从包头、呼市往北，要翻过大青山。这大青山就是阴山，翻过这座山，才能感受到什么是真正的蒙古草原。所以，我国的北方是长草不长树的。

而且，这个地方还有一个特点。我们上次说西方人是陵居，掏个窑洞就能住，可在北方没法儿掏窑洞。所以，当地形成的这种风俗习惯叫"乐野处而乳食"，就是说住大蒙古包。

蒙古包不像现在的野战帐篷那样，四棱方角，大风一吹一下儿都能掀走。它是圆圆的，里边全是毡子、毯子，而且墙壁上挂的也是纯毛的羊毛毯，里面用牛粪点炉子，非常的温暖。所以，古书上说"乐野处"，不是说北方人裸居在外面，他们有自己的房屋。

▶ 北方人类似于现在说的游牧民族，他们以前是匈奴，逐水草而居。

北方人的饮食有什么特点

徐文兵：北方游牧民族有一个生活特点——逐水草而居。他们没有固定的居处，搭个帐篷、蒙古包就能住了。他们吃的是什么？就是我们现在说的牛奶之类的乳食。

乳食是北方人生活当中必不可少的饮品或者食品，包括它的衍生品，如奶皮子、奶酪、奶油等。这些食品一方面是他们生活的必需品，但同时也会生出一些相关的疾病。

梁冬：所以说，中原地区的朋友因为喝牛奶过多，身体会出现了各种问题，"臟寒生满病"。

徐文兵：所以，为什么我总在劝说身处内陆的人少喝牛奶？

这是因为在北方生活的人，长期处于高寒的生活环境，肾精闭藏得比较足，肾精所化出来的消化酶、消化液也相对足，所以喝进去的牛奶，对北方人来说很好消化。可是到了南方或者是到了东方，人们肾精本来闭藏就不足，消化能力差，再喝牛奶，就不容易适应。尤其是中原地区的人喝奶，效果就更差。

梁冬：嗯。只能在喝奶的时候撒点胡椒面儿。

徐文兵：肉桂、荜拨（bì bō）、干姜，都可以用。

梁冬：所以，在广东吃奶叫姜撞奶，要把姜汁跟奶混到一起吃。

徐文兵：这都是从生活中总结出来的经验。

◀ 中原地区的朋友因为喝牛奶过多，身体会出现了各种问题，"脏寒生满病"。

3. "臟寒生满病"

都是牛奶惹的祸——"臟寒而生满病"

心气寒，人就容易抑郁

梁冬："臟寒生满病"，那什么叫"满病"呢？

徐文兵：先说臟寒吧。"臟"是五臟六腑里边的五臟。臟，本来是藏精气而不泄，是一种收敛闭塞的状态。如果摄入过多没有消好、化好的东西进去，就会让臟的功能削弱。

"臟寒"表现出来最让人讨厌的一个症状是什么？就是心臟寒。

梁冬：心都凉了。

徐文兵：牛奶喝不好容易喝出毛病，比如说心寒。

如果一个人心寒了，就觉得活着没意思，对什么都没有兴趣。

我的一个病人，他是中国人，到日本留学、工作。他说，我来找你看病前的状态是：你给我搬来一座金山，我没兴趣要；你拿斧子拿刀子砍我，我也无所谓。哀莫大于心死，他就是这种状态。

所以说，长期喝乳食，不消不化的结果就是心臟寒。心臟寒的物理表现是什么？心率慢，跳不起来。心理表现是什么？心气儿低，热乎不起来，活得没意思。再寒一点儿，人就开始变得狠、毒，因为身体里的阴寒之气凝滞得太厉害了。

这种人往往容易自残。他去刺自己的胳膊，看血流出来

▶ 牛奶喝不好容易喝出毛病，比如说心寒。

▶ 如果一个人心寒了，就觉得活着没意思，对什么都没有兴趣。

以后，心里就释然了，好像心里那个毒素放出来了。自残时，他获得的是一种生理上的快感，觉得很舒服。

老喝牛奶的人，前列腺一般不好

徐文兵：牛奶喝得太多，不仅会让我们的身体积攒太多阴寒的东西，而且还会对其他脏器造成不好的影响。

比如说肾，肾主封藏，主水，如果肾不封藏，人就会漏精、漏尿，就是说憋不住尿，但如果肾封藏得太过，又会尿不出来。所以说，老喝牛奶的人会出现很严重的前列腺问题，像前列腺肥大、前列腺囊肿，尿不出尿来。

梁冬：好可怜。

徐文兵：这就是脏器寒凝造成的。

> ◀ 老喝牛奶的人会出现很严重的前列腺问题，像前列腺肥大、前列腺囊肿，尿不出尿来。

肝寒、胆寒怎么办

梁冬：那肝寒呢？

徐文兵：肝是主藏血的，除此之外，肝还有个特点，放血！该放血的时候放，该藏血的时候藏。如果身体过寒，肝的功能就只有藏而没有放，只有曲而没有张、没有直。肝和胆互为表里，所以肝寒的人，往往也会胆寒。

很多人晚上莫名恐惧，睡不着觉，得开着灯，身边得躺个人才踏实，这就是胆寒。那要怎么治？中医有个方子，叫温胆汤。

梁冬：温胆汤，拿什么来温胆呢？

徐文兵：温胆汤里面有几味药，首先有茯苓，或者叫茯神，还有半夏、陈皮、生姜等，用这些化阴寒、化滞痰的中

> ◀ 很多人晚上莫名恐惧，睡不着觉，得开着灯，身边得躺个人才踏实，这就是胆寒。

药，让人的肝胆热乎起来。

实在不行，就喝两口烧酒壮壮胆，酒壮怂（sǒng）人胆嘛。所以说，老喝牛奶的内蒙人酒量都特别大。到内蒙喝酒，人家一端酒碗，你要一接，就得喝倒了才算。你要不接，人家就不停地给你上。

梁冬：所以，传说中"牛奶解酒"是有道理的。

徐文兵：这个酒的热性和牛奶的阴寒之性，恰好可以平衡一下。要是光喝牛奶，不喝烈酒，而是喝点儿啤酒，更寒！

梁冬：再来点儿冰镇啤酒，更厉害。再吃点海鲜，哇，真是有够狠的。

非典的病就是肺寒

梁冬：那肺寒是什么表现呢？

徐文兵：2003年非典时期人得的病啊，都是肺寒。什么叫肺寒？肺泡里有很多痰，如果肺脏过寒，这种浊血出不来，人到了最后都得窒息而死。

梁冬：所以要插呼吸机。

徐文兵：呼吸机到最后都没用了。呼吸机工作原理是什么？只有肺泡工作还正常的时候，用呼吸机才能一张一合地带动它动一下。要是肺泡都不起作用了，呼吸机上10台都没用。

在医院，气管切开，插呼吸机，这就是抢救。为什么气管要切开？就因为怕气管、支气管里堵着脏东西，影响空气的流入。但如果把这些问题都解决了，气管切开了，空气也能靠呼吸机吸进抽出，可肺部还是不工作，是什么原因？肺寒！

梁冬：当时中医治疗非典是用什么方法？

徐文兵：中医首先是化湿、化痰。红叶老师那会儿还被

▶ 2003年非典时期人得的病啊，都是肺寒。什么叫肺寒？肺泡里有很多痰，如果肺脏过寒，这种浊血出不来，人到了最后都得窒息而死。

中医管理局请去介绍他治疗非典的经验。我当时给北京市政府写了一封请战书。结果，市政府电脑自动回信："感谢您对市政府工作的支持，请等通知"，最后也没通知我，我就因在家里三个月写了本书。

据红叶老师介绍，他是用"甘露消毒丹"来治疗非典的，运用的是化湿、化痰、化浊的方法。我有几个大学同学是东方医院的，他们上非典第一线，发现有的大夫就用小青龙汤。小青龙汤是《伤寒论》里常用的方子，里面配伍是什么？麻黄、桂枝、细辛、五味子，都是一些比较温热，能够散阴寒的中药。有喘憋、出不来气的人，是肺寒，吃这些药恰好对症。

梁冬：当年有个很著名的传说，说非典的时候抽烟能解决问题。

徐文兵：那就是温肺呀。

梁冬：直接拿艾条熏熏可能效果更好。

徐文兵：那年艾叶、艾条都脱销了。

梁冬：这是一通百通啊。

◀ 我有几个大学同学是东方医院的，他们上非典第一线，发现有的大夫就用小青龙汤。

◀ 当年有个很著名的传说，说非典的时候抽烟能解决问题。

4. 一杯奶未必能强壮一个民族

日本人长寿可能是个骗局

第二次世界大战以后，日本借鉴了西方的饮食模式，提出"一杯牛奶强健了一个民族"，并说这之后日本成为世界上最长寿的国家。我们仔细分析，所谓长寿如果是说 80 岁，2009 年，减去 80，是哪年？

梁冬：1929 年！

徐文兵：对，1929 年！为日本人争光的这些长寿人，都不是喝牛奶长大的。所以说，当人家鼓噪宣传的时候，我们不要轻信，自己要先动一下脑子。

所谓战后，就是 1945 年日本无条件投降战败，那会儿日本的长寿老人年纪多大？都已经过了少年期，男子过 16 岁，女子过 14 岁。所以说，日本哪有什么喝牛奶长寿的历史！

日本有很多白发苍苍的老先生，都生龙活虎的，还在收费站工作。而你再看看日本的年轻人，包括中年人，也就是所谓喝牛奶长大的这一批人，一个个都是眼神涣散迷离，一个个都是一副颓废的样子。

为什么现在的日本人毛病越来越多

徐文兵：日本花粉最多！春天的时候，樱花一开，人人一个小口罩。他们不是因为有甲型流感才戴口罩，他们年年

> ▶ 为日本人争光的这些长寿人，都不是喝牛奶长大的。

戴口罩，因为对花粉过敏。

花粉是春天的阳气，一鼓动，可以把人身体里的一些阴寒之气给排出来。阴寒之气就是吃"甘脆肥浓"之后化不开的那些阴浊的东西。所以，春天每个日本人都是这样，打喷嚏、流清鼻涕。

而且，日本人还有一些不好的习惯，喝凉啤酒，冬天光着腿。

梁冬：日本人穿着上讲究制服，女孩子全穿很漂亮的制服，冬天也把膝盖露出来。

徐文兵：对。咱们国家中学生校服全是运动装。

梁冬：我觉得肯定是有伟大的动机。就是不让孩子们穿得漂亮，他们就都安心去学习了。

徐文兵：也有道理。再看那些日本人，冬天光着腿，喝凉啤酒，平常还喝牛奶，春天还很冷的时候，就坐在樱花树下，只铺一层薄薄的塑料布，我都替他们冷。

梁冬：古代的日本人难道不是这样吗？

徐文兵：古代的日本人是不喝牛奶的，跟咱们中原是一样的，喝清酒，烫一壶酒，温着喝。而且，日本有天赐的温泉，大家都喜欢去"泡汤"，很享受。

但日本人在战后迎合西方的习惯，除了喝牛奶，他们现在喝清酒已经不再烫了，而是学人家葡萄酒的喝法，冰镇着喝。要我说，这就是在"造病"。所以，听到喝牛奶长寿这类夸大的宣传时，大家一定要动动脑子。

甘脆肥浓的食物都是穿肠毒药

汉朝的枚乘写过一篇《七发》，记载了中国最早的心理案例。楚太子病了，来了一个说客，用一番美妙的言辞带着这

◀ 花粉是春天的阳气，一鼓动，可以把人身体里的一些阴寒之气给排出来。阴寒之气就是吃"甘脆肥浓"之后化不开的那些阴浊的东西。

个楚太子神游，这儿转转，那儿看看。一番游说以后，楚太子豁然而愈，"哗"出一身汗，好了。这也是异法方宜的一个治法，专治《黄帝内经》上的"甘脆肥浓，腐肠之药"。

梁冬：什么叫"甘脆肥浓，腐肠之药"呢？

徐文兵：这句话就是说，达官贵人容易得病，是因为他们吃的东西太好了、过的生活太奢侈了，而且太违背自然了。

甘，就是老吃甜的东西。甜的东西补的是脾胃，但伤的是什么呢？肾水。

脆的更不用说了，就是人们爱吃那些水果、蔬菜、生菜、生黄瓜、西红柿……口感好，爽！

肥的，就是吃鱼、肉。

浓的东西是什么？既指浓烈的牛奶，还包括熬的鱼唇汤、鲍鱼汁等。

现在的饭店，菜单上最贵的那些东西，都属于甘脆肥浓。《黄帝内经》上说这全是让你肠胃腐烂的药。

▶ 现在的饭店，菜单上最贵的那些东西，都属于甘脆肥浓。《黄帝内经》上说这全是让你肠胃腐烂的药。

喝牛奶要加点热性食物中和

梁冬：徐老师和梁某人曾出过一本书叫做《黄帝内经家用说明书》。有些朋友反映，这本书讲的都是错误的生活习惯，正确的该怎么做没有写！其实，不做那些不对的事情，你就对了！

徐文兵：对，不见得非要买股票，不买股票就不会赔！

梁冬：或者说，买了股票不卖，就不会亏。

徐文兵：无为而治，不要干蠢事，比起瞎干蠢事来说，本身就是一种进步。

▶ 无为而治，不要干蠢事，比瞎干蠢事本身就是一种进步。

上次我们讲了喝牛奶的问题。牛奶本身没错，错的是它积聚在你体内，你没法儿把它消掉化掉。所以，如果非要喝牛奶的话，就要在牛奶里加一些热性的中药成分。

梁冬：加点姜，行不行？

徐文兵：姜撞奶，很对。另外，还可以使用一些中药，比如说荜拨，味道辛辣，还可以加肉桂，就是炖肉用的那个桂皮。

很多人一喝牛奶就过敏拉肚子，西医说是乳糖不耐受，缺乳糖酶。其实，你身体里有酶，因为体内温度不够，它没法工作。如果你拿着荜拨和肉桂煮奶，或者用干姜，甚至比干姜更厉害的高良姜煮牛奶喝，肯定不会拉肚子。

这就像有些人对鸡蛋过敏，他吃煮鸡蛋过敏，吃炒鸡蛋就不过敏。要是在炒鸡蛋里再放点葱花和韭菜，就更不过敏了。这就是古人讲的"食物的调和"。

另外，大家可以喝点酸奶。酸奶是牛奶利用微生物的能量发酵了，它的阴寒之气会平和一些，能很好地消化吸收。

我记得我上大学那会儿，北京有一种白瓷罐，里面放酸奶，上面糊一张纸。现在街上还有，但是已经不是那个味儿了，也不知道是我变了，还是那个酸奶变了。

梁冬：你提出了一个非常哲学的问题，可能就是你变了呢。

徐文兵：好吧。

◀ 大家可以喝点酸奶。酸奶是牛奶利用微生物的能量发酵了，它的阴寒之气会平和一些，能很好地消化吸收。

5. 哪个年龄段的人喝牛奶比较好

牛奶是婴幼儿最好的补益食品

▶"乳食"包括牛奶、羊奶、马奶，还有马奶子酒、奶酪、奶皮子等，还包括炼乳，很多很多。

徐文兵：上次我们说到了"乳食"，"乳食"包括牛奶、羊奶、马奶，还有马奶子酒、奶酪、奶皮子等，还包括炼乳，很多很多。

我出生在山西大同，三岁时被送到姥姥家，她家在内蒙百灵庙。这个庙又叫达茂旗（达尔罕茂明安联合旗）。

达茂旗在呼和浩特与包头的北边，再往前就到外蒙了。这是一个农牧交界、汉蒙杂居的地方，最著名的事件有乌兰夫的百灵庙起义，还有当年抗日战争的时候，傅作义击败日寇，收复百灵庙。

百灵庙边上有个地方叫白云，白云是个大矿——铁矿，我姥爷当年就在那儿工作。因为这里是高原，太阳特别亮，所以当地人都是脸晒得黑黑的，颧骨红红的。

这里的矿产特别丰富，改革开放以后，这个地方卖矿石的人发财了，经济发展得非常好。

我长大后常想去看小时候生活过的地方。正好有次我陪舅舅一块儿回去，人到中年，开始怀旧，我就问舅舅："小时候我吃什么？"因为在 60 年代初，大同对粮食实行的是供给制，粗粮多，细粮少，所以我小时候有一个感觉，就是老吃不饱。

舅舅说："小时候，你来这儿以后，我们都是给你弄最好的东西吃。你吃的是炼乳，一桶一桶的炼乳。"我说："难怪我脑袋长这么大呢，补益了很多精华啊！"

所以，乳食其实也是有益处的。我绝对不否定牛奶，而是反对不分青红皂白、不论什么年龄、不分地域都去吃乳食。在吃乳食的方面，我的观念是什么？婴幼儿最好要母乳喂养，而且，母乳喂养最好能持续到孩子囟门闭合，一般在一周岁的时候。另外，如果母亲精血足、奶水多的话，尽量喂养到三岁，三岁以后再开始加点辅食什么的。

梁冬：而且，断奶一定要断得比较柔和，不能"啪"地一下就断了。

徐文兵：对，否则就容易造成心理创伤。孩子喝牛奶最好喝到七岁，换牙以后，就应该完全停乳食了，不要再喝了。再喝下去，身体就很容易出现问题，也就是《黄帝内经》上说的，"脏寒而生满病"。

换牙后还喝奶，长大后就会得满病

徐文兵：前段时间电视上报道，有个国家抗议牛奶价格下跌，用水罐车装上牛奶往地里洒。

梁冬：这就是中学政治课上讲的资本主义的罪恶。

徐文兵：对，经济危机一来，把牛奶往大海里倒。

我提倡母乳喂养，如果母乳奶水不足的话，牛奶、羊奶都可以。牛奶可以给婴幼儿喝，它是填补人脑髓、肾精最好的东西。但是如果孩子换牙以后，还在喝牛奶的话，那就会"脏寒而生满病"！

梁冬：问题来了，为什么小孩子喝牛奶，没有大人喝牛奶那么大的伤害呢？

◀ 我绝对不否定牛奶，而是反对不分青红皂白、不论什么年龄、不分地域都去吃乳食。

◀ 婴幼儿最好要母乳喂养，而且，母乳喂养最好能持续到孩子囟门闭合，一般在一周岁的时候。

徐文兵：小孩子是纯阳之体，生命力极其旺盛。小孩子，一天一个样，生长发育特别快，背后的动力就是阳气特别足。而且，小孩子的脉搏和心率都比成人要快，所以中医管他们叫纯阳之体。

"要想小儿安，三分饥与寒"，这是拉扯小孩子的法则。

所谓饥呢，就是说别给他塞得太饱了。大部分人家对待小孩是：妈妈喂，爸爸喂，爷爷喂，奶奶喂，塞得孩子肚子鼓鼓的。然后呢，还捂得特别严实，就怕他着凉。小孩子的特点就是耐寒不耐热，不能给他捂得太严了。

而且，有的孩子一发烧就给输液，药液都是凉的，等于直接往血里输凉气儿。不管输液输的是什么，起码要把液体的温度温到 36.5℃。

梁冬：起码是体温，维持血液的温度。

徐文兵：对呀，人的血是热的，别用孩子的热血去暖和冷药，行吗？现在养孩子的一些误区说起来确实让人寒心。

梁冬：世界就是这个样子的，它会自然发展的，是吧？

徐文兵：等到日本战后成长起来的这一代人到了80岁的时候，再去统计，日本绝对不会再成为长寿第一的国家。因为他们这一代人不光吃得有问题，而且生活得特别压抑。我在东京感觉到的就是一种压力——比北京还大的压力。在地铁上，就感觉有一种无形的力量在推着你走。

梁冬：我在香港见到的景象也是这样，地铁上的人在奔跑，从这边奔跑到那边。

徐文兵：老人们说这是鬼催的。

梁冬：这个说法有趣儿。

徐文兵：什么叫鬼催的？其实，就是被一种邪恶的或者说不正常的欲念、压力所压迫。在日本，晚上十一二点坐城

▶ "要想小儿安，三分饥与寒"，这是拉扯小孩子的法则。

▶ 等到日本战后成长起来的这一代人到了80岁的时候，再去统计，日本绝对不会再成为长寿第一的国家。

▶ 什么叫鬼催的？其实，就是被一种邪恶的或者说不正常的欲念、压力所压迫。

铁的话，满车厢全是酒气，全是一帮醉鬼。日本人习惯下班不回家，去喝酒，喝到酩酊大醉再回家，睡四五个小时，第二天五六点钟又爬起来拼命工作。所以，日本为什么会出现很多"过劳死"，道理也在于此。

　　梁冬：如果有一天在成都的街上见到有人奔跑，就知道房地产的威力有多大了，拼命工作都是因为买不起房子。

　　徐文兵：相当于家电下乡了。

　　梁冬：家电下乡，对。阿弥陀佛！不能笑不能笑，我们应该心生悲悯的！

日本人习惯下班不回家，去喝酒，喝到酩酊大醉再回家，睡四五个小时，第二天五六点钟又爬起来拼命工作。所以，日本为什么会出现很多"过劳死"，道理也在于此。

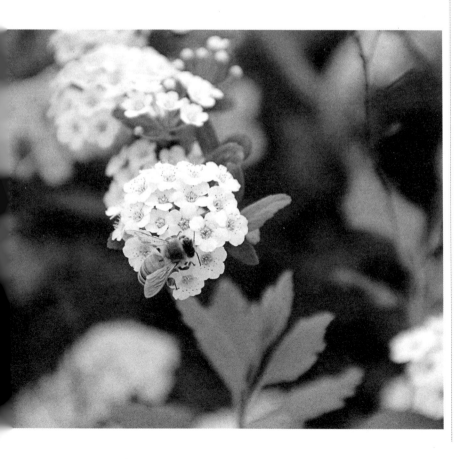

现代人都像蜜蜂一般，不停地拼命工作，"过劳死"的现象甚至往往发生在青壮年群体中。

6. 现代人的体内早已"满病"丛生

什么是满病

徐文兵：我们说一下"满病"。什么叫"满"？

梁冬：我有过类似的感觉，有些时候，吃一点东西就觉得肚子胀。

徐文兵：对，这个"满"包括有形的和无形的。

无形的"满"就是我们说的气。正常的人体内气体都在胃肠道里，打个嗝、放个屁就出去了。而臟寒人的气不在胃肠道，在胃肠道黏膜壁里，在细胞里。所以，这种人平时肚子就是圆圆鼓鼓的，怎么按都不会打嗝放屁，就在那儿干胀着。等到气体慢慢地渗到肠胃道后，打嗝、放屁才能出来。

为什么会出现这种情况？这就要说到饮食的问题。

我们用鼻子呼吸的空气，是看不见的；而用嘴吃的食物，是有形的物质，能看见的。一个是阳，一个是阴。如果你把有形的物质吸到鼻腔里，肯定是错的，那就该呛着了。反过来你把空气咽到肠胃里，也是不对的。因为肚子本来是容纳阴——有形物质的。

妈妈叫孩子回家吃饭，等孩子从外面疯跑回来，往那一坐，妈妈会说："哎，没事，喘喘，匀匀气。"什么意思？让孩子呼吸均匀了再吃饭。否则，孩子刚跑回来就吃饭，很容易把空气咽到肚子里，在肚子里拧着痛。当然，有的孩子放个屁好了。要是不放屁呢？这种气得往哪儿走？

> 我们用鼻子呼吸的空气，是看不见的；而用嘴吃的食物，是有形的物质，能看见的。一个是阳，一个是阴。

梁冬：就到细胞里面去了。

徐文兵：对，这个气就不往外排了，在压力的作用下渗到细胞里面去了，它会在身体里蓄集，让你感觉胀。

老觉得肚子胀是何原因

徐文兵：现在有一种很不健康的饮料——碳酸饮料！里面含有二氧化碳，二氧化碳溶于水，人在喝的时候"咕嘟咕嘟"进去了，体温会把饮料加热，二氧化碳又变成气体跑出来，人就会打嗝。

但是这个"嗝"跟正常胃肠蠕动时打的嗝完全不一样。这种嗝不仅无益，而且有害。为什么呢？我们中学学过"气化热"的原理，当物体由液体变成气体时，会带走大量的热量。这带走的热量是从哪儿来的？

梁冬：胃肠里面。

徐文兵：对，就是把你胃肠里的热量带走了。所以说，喝这种碳酸饮料，即便喝常温的，最后也会把人的胃肠温度降得特别低。而且，有的二氧化碳出来了，那没出来的呢？又渗到细胞间了。

胃肠道上有出口，下有出口，普通的腹部胀气揉揉按按气就出去了。可这种胀气呢，气在细胞间那儿没有出口。所以，有"满病"的人老是觉得肚子胀。

我调治过好几个得满病的人，给他点穴、摸肚子时，你猜什么感觉？

梁冬：像扎到水立方。

徐文兵：你这个悟性真高。以前包装计算器，会用到那种一层小塑料泡的包装纸。我摸到这些人的肚子时，就像摸

◀ 喝碳酸饮料，即便喝常温的，最后也会把人的胃肠温度降得特别低。

到了那种包装纸，再一按好像就要"噼噼啪啪"地碎了。

梁冬：那很好玩。

徐文兵：我以前治疗一个痛风病人，给他用温热甚至有毒的温阳派、扶阳派的药，最后把胃肠弄热了。胃肠热了以后，这些细胞间的气就放到胃肠道了，那人说他一天放一百多个屁。我说："恭喜你，把浊气排出来了！"

这说明造成满病的原因是什么？第一，脏寒会导致浊气不往出走，而是往里头渗。第二，脏寒之后，人体本能地有一种自我保护的需要。比如说，肝寒了，或者心寒、肾寒了，身体会怎么办？

梁冬：封藏住，会有一层黏膜凝聚在脏器上面，给它保温。

徐文兵：夏天老太太卖冰棍，会拿一条棉被盖在冰棍箱子上，就是这个原理。对于身体来说，脏寒就开始长脂肪。

> 对于身体来说，脏寒就开始长脂肪。

抽脂减肥的最后归途都是抑郁

徐文兵：脂肪的作用一个是储存能量，再一个就是保温。你看那些屁股瘦瘦尖尖的人，他们坐不了水泥地，甚至坐不了塑料椅子。为什么？屁股上没有脂肪。往那儿一坐，凉气就"嗖"地一下进肚子了，肚子痛就会想去厕所，有的女孩子还痛经。

> 脂肪的作用一个是储存能量，再一个就是保温。

不知道你剔过肉没有。每个猪腰子或者猪肝外面都包裹着一层白色的脂肪，起到一个保温的作用。

梁冬：是脂肪肝吗？

徐文兵：不是，脂肪肝是肝脏里面的脂肪多。人体内也是这样，如果这个人脏寒，身体就会本能地长出好多脂肪去包裹脏器，人就开始出现肥胖症了。

这样的人看起来胖得不得了，可一摸肚子，冰凉。而且，如果臟器再寒的话，人的肚皮底下会生出一层黄色的油，叫膏肓的"肓"。这层油也是起到一个保温的作用。

有的人说，油这么厚抽掉吧。结果，身体好不容易长出这么厚一层"棉袄"，刚盖住自个儿，"咻（xiū）"一下，"小棉袄"没了。身体只好费劲地再长，然后再抽……抽到最后，身体垮了、疲惫了、长不出"小棉袄"了，这人就开始抑郁了。所以说，好多抽脂减肥的人最后的归途都是抑郁。

梁冬：所以得出的结论是，喝可乐和喝牛奶都会导致脂肪堆积。

徐文兵：现在一讲饮食，大家都关心吃什么，至于里边含什么，从来不关心。很多人在饮食上盲目地跟着西方学，结果把自己喝得透心凉。所以，现代人得满病的特别多。

◀ 所以得出的结论是，喝可乐和喝牛奶都会导致脂肪堆积。

◀ 现在一讲饮食，大家都关心喝什么，至于里边儿含什么，从来不关心。

7."其治宜灸焫"

如果大家都掌握了艾灸，那世界得少多少病

北方人脏寒，要多做艾灸

徐文兵：《黄帝内经》上说了，"脏寒生满病。其治宜灸焫"。北方人吃乳食，居野处，脏寒生满病，也就是说北方人容易得浑身胀满、水肿这种病，应该用艾条去做艾灸。

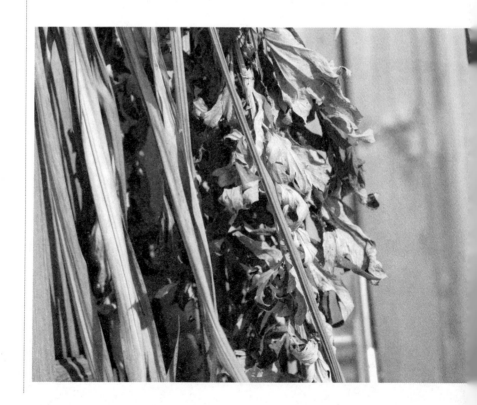

如果大家都掌握了艾灸，那世界上会少很多抑郁症，少很多肥胖症。

梁冬：我发现最近几年艾灸红遍中国，大街上那些小摊、小贩都在卖。可为什么艾草跟别的东西烧起来效果不一样呢，比如说家里实在没有灸条，绑上8根"红双喜"，也有一定热量，行不行？

徐文兵：这个热跟艾条燃烧发出的热不一样。最近几年，大家不加节制地喝牛奶、喝冷饮，造成了很多奇奇怪怪的病。所以，我遵循《黄帝内经》的理论，一直在大力地宣传艾灸。

曾经，我在北京电视台《身边》做节目，介绍了艾灸。当时，我提出一个口号叫"让世界充满艾"。针灸针灸，"针"是用针刺，灸是什么？就是用艾条点着了烤。我为什么要推广艾灸？因为不科学的饮食结构导致的"脏寒而满"的病太多了，而艾灸又是一个容易掌握的方法。如果大家都掌握了艾灸，那世界上会少很多抑郁症，少很多肥胖症。

不仅如此，痛风也是不良饮食造成的，还有高脂血症、糖尿病。糖尿病为什么叫富贵病？以前，富贵人家才喝得起牛奶，而现代牛奶开始普及，人们不加节制地喝，才加重了这种病。

艾灸的温暖，是母爱的温暖

徐文兵：做艾灸用的艾草曾是燧人氏钻木取火用的材料，为什么要用它？这种草有一个特点，它能捣成特别细的绒，引燃的效果特别好。钻木钻得温度特别高的时候，最先燃烧的就是艾草做成的绒，别的草都不如它；第二，艾草本身有一种香味。五月端午节家家户户挂什么？挂艾蒿，用它那种鲜香之气来避开邪气、湿毒。

◀ 我为什么要推广艾灸？因为不科学的饮食结构导致的"脏寒而满"的病太多了，而艾灸又是一个容易掌握的方法。

◀ 做艾灸用的艾草曾是燧人氏钻木取火用的材料，为什么要用它？这种草有一个特点，它能捣成特别细的绒，引燃的效果特别好。

端午节要防五毒，像蝎子、蟾蜍、蜈蚣、蛇等这些东西。艾草本身有一种香气，点燃时更有一种特殊的味道。最重要的是，把艾草特别是陈年艾草的精细部分——艾绒点燃了，那种热的感觉，就像感受到了母爱。

梁冬：此话怎讲？

徐文兵：母爱和情人的爱不一样，跟父爱也不一样。情人有可能跟你耍性子，父亲有可能抽你一嘴巴。但艾草点燃了以后，它散发的热温暖又有穿透力，且不伤人，这就是母爱。

我们烤电暖气时能感觉到热，甚至有点儿烫人，这是一种尖刺的感觉。现在天凉了，家里都开始用电暖气了，但是一开电暖气，我眼睛就干，它让我不舒服。再比如说，我们用木炭烤出来的肉，和用煤炭、煤气、桃木烤出来的肉，味道也是不一样的。

梁冬：人们为什么说北京烤鸭贵，还是有道理的。

徐文兵：所以说，同样是热，但是热的感觉不一样。古代一些有神通的大巫们千挑万选，神农氏尝百草，才挑出了一个艾草。艾草点燃了以后，它的气能跟人的气和谐共振，它的波长也与人体最接近，从而人体才容易接受它，让艾灸之气渗透得更深。

为什么点烟的效果跟艾草不一样？我的学生里也有点雪茄灸的，弄完以后，不但没有治病，还中了邪热之毒。此外，雪茄的味道也不好。

治"哀"要用艾

徐文兵：这个艾草太神奇了！我们常说得抑郁症的人是"哀莫大于心死"，治"哀"就可以用艾。咱不是太阳，给不

▶ 母爱和情人的爱不一样，跟父爱也不一样。情人有可能跟你耍性子，父亲有可能抽你一嘴巴。但艾草点燃了以后，它散发的热温暖又有穿透力，且不伤人，这就是母爱。

▶ 古代一些有神通的大巫们千挑万选，神农尝百草，才挑出了一个艾草。

了他普爱，就点个艾草。而且，以后2月14号过情人节，别
送女朋友红玫瑰了，送她一捆艾条。

　　梁冬：一百根，一百根艾灸，然后说"亲爱的，我爱
你！"

　　徐文兵：我还建议夫妻间要互相做艾灸。身体里这些阴
寒的东西，就得借助于这种阳气才能驱散。

　　艾草的热力跟太阳光非常接近。它有一种冬日暖阳的感
觉，和夏天毒热的太阳不一样，它能够温通人体很多阳性的
经络。既然脏寒，那么我们就先把六腑加热了，然后五脏里
的寒也就慢慢地融化了。

◀ 我还建议夫
妻间要互相做艾
灸。身体里这些
阴寒的东西，就
得借助于这种阳
气才能驱散。

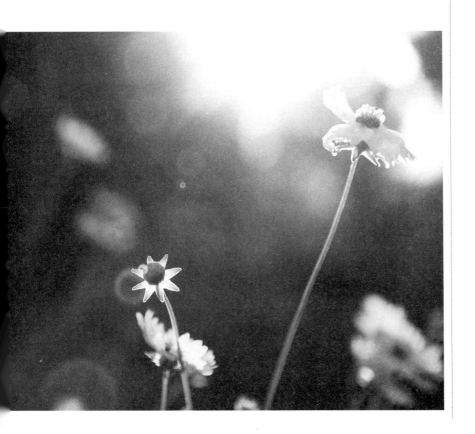

艾草的热力跟太阳光非常接近，而且并非夏日
里毒热的太阳，更像是初冬时节的暖阳。

臟寒不是坏事，其实，它是一种蓄积起来的能量，只是你没有炼精化气的能力，化不开它。就像谈恋爱似的，别怨人家姑娘对你态度冷，其实是你不够热，或者说你的能量不够强，无法打动她的心。

所以，我们要借助艾草的力量，把阳气鼓舞起来，将身体积聚的那些所谓阴寒的东西都化开，变成精气，再转化成神，这样我们的精气神就会很足。

看问题，一定要分两面去看。很多人因为体内有阴寒之气而死去，这是阴太多而阳不足造成的。其实，这种阴寒之气就像深水炸弹。没到一定深度的时候，它就是一个固体。到了一定深度，压力足够大，"哐"地就炸了，这就是阴变阳。所以说，我们要多多做这种有益的艾灸。

8. 传承千年的艾灸秘诀

在特定穴位施灸见效最快

徐文兵：做艾灸应该灸哪呢？如果把臟腑比作一个大冰块的话，我们要考虑怎么以最快的速度把它化掉。

莎朗·斯通在电影《本能》里敲冰块，她先用大冰锥将冰块敲开一道缝，然后"哐哐"几下，冰块就四分五裂了。艾条其实就相当于这个冰锥。艾灸的"灸"字，上边写了个"久"，意思说"灸"的时间短了可不行。所以，治臟寒的病时，要根据邪气结块或者臟寒程度的大小，先把大块区域分成小块儿，然后分而治之。

臟寒的人往往会长出一层厚厚的脂肪保护自己。如果在这层厚厚的脂肪上去灸，就像隔着个棉被去烤冰棍儿，反而容易把皮给烤焦了。好多人做艾灸都把皮肤燎起了大水泡，结果呢，里面还是冰凉的。

其实，人体也是有窍道的。在身体的特定穴位施灸见效最快。这些窍道就像身体上开的小窗户，灸力很容易透进去。第一个窍道就是神阙。神阙就是肚脐眼儿，这是做艾灸最有效的地方。

梁冬：我有时在肚脐眼儿做艾灸，发现怎么直冒水呀？

徐文兵：不是冒水，准确地来讲，这是冒湿气！

◀ 做艾灸应该灸哪呢？如果把臟腑比作一个大冰块的话，我们要考虑怎么以最快的速度把它化掉。

◀ 在身体的特定穴位施灸见效最快。这些窍道就像身体上开的小窗户，灸力很容易透进去。神阙就是肚脐眼儿，这是做艾灸最有效的地方。

什么时间灸，哪些地方要灸，哪些地方不要灸

梁冬：艾灸什么时间做比较好？有人说上午做好，有人说晚上做比较好。

徐文兵：这要根据灸的部位来判断，有些人做艾灸以后常感到嗓子疼、眼睛干，兴奋得睡不着，像这种人就要白天做，而且上午做效果最好。艾灸是为了鼓舞阳气，我给病人做艾灸，一般都安排在上午，阳中之阳，上午是阳气升的时候。

如果大家时间忙，一定要在晚上做的话，那就灸肚脐以下。记住，别在肚脐或肚脐以上施灸，否则艾灸的热力很容易沿着任脉往上，人就容易兴奋，睡不着觉。

梁冬：肚脐以下的部分重点灸哪儿呢？

徐文兵：从肚脐眼往下走有个耻骨联合，叫耻骨，在肚脐眼和耻骨中间取个中点，再往下一点，有个穴位叫关元，叫脐下三寸，也就是丹田。丹田是一个保健的大穴，能够补益或唤醒人体的先天元气。

还有一个地方就是脐下一寸半，在肚脐和关元中间，这个穴位叫气海，它补的是后天之气。不管你是后天之气不够还是先天之气不够，灸肚脐下面都可以补。

另外，我再说几个不应该灸的地方。凡是带风的穴位最好都别灸，特别是我们脑后的风府穴。风府穴直通脑髓，如果在那儿灸的话，中医叫"销铄骨髓"。就是说，直接用热火或者邪火把人的阴精给耗伤了。面部也不要灸，灸了以后会落疤，而且是伤到真皮层的永久疤痕。

说说大家用的艾灸盒。用灸盒是一个懒汉的办法，执艾者——给你做灸的那个人应该能感觉到艾条头上有气在跳，

▶ 记住，别在肚脐或肚脐以上施灸，否则艾灸的热力很容易沿着任脉往上，人就容易兴奋，睡不着觉。

▶ 凡是带风的穴位最好都别灸，特别是我们脑后的风府穴。

他其实相当于一个介质。如果你把灸盒放那儿烤，达不到效果，所以不用也罢。

我有个好朋友，他开了个中医学堂推广灸疗。里边做艾灸的孩子，都是喜欢中医的十八九岁的青年，气纯，心静。大家可以找个上午的时间，让这样的年轻人给自己做艾灸，效果非常好。

"灸"分好多种。古代人叫壮，把艾绒捏成小窝头、米粒大小，然后放在穴位上，拿一柱香点着。那个小窝头从开始热到极热、烫、然后灭掉，这"初生—极热—烧掉"的过程，叫一壮。

古代人灸都要灸几十壮、上百壮，灸完以后，确实叫你壮。

三年之疾，必求七年之艾

徐文兵：古人有句话叫"三年之疾，必求七年之艾"，不是说要做艾灸做七年，而是要用存放七年的艾蒿来做。

梁冬：老艾草。

徐文兵：现在社会就讲个诚信。原来一说普洱茶，每个人拿出来的都是五十年的。可现在一说喝酒，六十年前的酒儿留下一滴，现在起码得兑成一吨！人家原来说请你别往牛奶里掺水，现在都是水里面掺牛奶，造假太厉害了。

所以，关于艾草还是请大家慢慢地用心挑一下。老艾草就是七年之艾，它没有对皮肤潦草的热，留下的是那种敦厚温润、渗透力极强的热。

梁冬：就像一个中年男子，要实力有实力，要技巧有技巧。

徐文兵：对，不是愣头青了。另外，用艾草上面初生那个小绒毛做的艾卷，我试过以后，感觉金黄色的是最好的。

◀ 古人有句话叫"三年之疾，必求七年之艾"，不是说要做艾灸做七年，而是要用存放七年的艾蒿来做。

◀ 老艾草就是七年之艾，它没有对皮肤潦草的热，留下的是那种敦厚温润、渗透力极强的热。

弄一盒老艾去孝敬父母再好不过了，每次在父母泡脚之前抓一把放进去，治疗冻疮也好，治疗老寒腿也好，效果比药水要强得多。

这个艾还可以做成什么呢？可以用细艾绒做成肚兜。

梁冬：我觉得肚兜是一个特别性感的东西。

徐文兵：绝对性感。古代人穿衣服都很讲究，性感是在欲露未露之间，让你充满想象空间。肚兜里可以做几个夹层区。如果你胃寒，老心口窝疼，那就把艾绒放在上面；如果你整个身体都需要保健，那就在肚脐哪儿放一些；如果你觉得下焦阳气不足，老漏，尿里面有白泡、白沫，或者女子有崩漏、带下，就在关元那儿放一些。

穿上放了艾草的肚兜，不用加温就能发挥效用。以前不是流行过元气袋吗？那个元气袋里面起作用的就是艾草，这叫服气。别以为只有口鼻能闻到气，身体也能闻到气，甚至眼睛都能闻到气。

梁冬：这个是肯定的，我小的时候就试过：把鼻子捏住后，一直努力地往外喷气，就会感觉眼睛是凉丝丝的，你有试过这种感觉吗？

徐文兵：我没试过，但我学过解剖，知道眼睛那儿有一个通道。

梁冬：怪不得呢！我还以为自己有特异功能，一直没敢跟别人说。

穿上放了艾草的肚兜，不用加温就能发挥效用。

9. 做艾灸最讲求全心全意

艾灸是一种高品质的生活方式

徐文兵：很多中医的保健方法已经渗透到我们的生活当中，大家都看过张艺谋的电影《大红灯笼高高挂》吧？敲足底按摩，敲得足底火烧火燎的。其实，这也是做艾灸。所以说，古代人在很多方面生活质量比现代人高。

梁冬：对。他们有一大套的生活方式，用英文讲叫"life style"。"life style"不是几本中产阶级杂志就能讲透彻的，需要世家传承！

徐文兵：所以有句俗语说，三辈子学会吃和穿。这样的生活方式，不是说你今儿有钱，你就会。"三辈子"的意思就是传三代，比如说，这个菜怎么拌？那个汤怎么调？都是爷爷奶奶传承下来的，这得积累。我们现在得开始积累，返璞归真，这样到了我们孙子那辈，一说起来，咱家也是有传承的。

梁冬：中药世家，是吧？

心意不到，不如不用艾灸

徐文兵：仔细观察艾灸很有意思。艾灸的时候一定要全神贯注。古代人做艾灸就跟做仪式一样，很专注、很虔诚。要是你一边看电视，一边嚼着口香糖，一边给自己做艾灸，那就趁早别弄了。真正的艾灸是把你的气、意、心神聚到一

真正的艾灸是把你的气、意、心神聚到一块儿，然后才能对脏腑逐个"展开工作"。

块儿，然后才能对脏腑逐个"展开工作"。

有的人做艾灸，心意都散着呢，甚至灸的地方都烤焦了也不觉得疼，那不是瞎灸嘛！所以说，心意很重要，你要把它当成一个正经事儿，有仪式感、神圣感地去做。

灸的时候，身体会感觉到热力的渗透，觉得很舒服，甚至有的人灸着灸着就睡着了。所以，一定要两人一块儿做，避免灸的时候把床和被子点着。

艾火是很难熄灭的，烟虽熄，灰中有火。有一回，我在家做艾灸，最后艾条还剩一半，我就把它放水龙头上一冲，随手放在厨房的玻璃烟灰缸里，以为很保险就去睡了。结果没一会儿，听见厨房有动静，"嘎巴"一声。我心想，家里有耗子吗？再过一阵儿，又是"噼里啪啦"一响。我一听坏了，赶紧去看看，发现艾条又着了，把玻璃烟灰缸烤得炸开了。

梁冬：我有一次就像掐烟一样掐艾条，没用！过了一会儿它还在往里面烧，直到整个烧完。

徐文兵：所以大家做艾灸的时候，一定要两个人互相灸，避免烫伤。另外，一定要把艾条彻底浇灭了，剩下的艾条干脆就放到水里。

相互施灸还有个好处。以前的灸法是直接将火柴头大小的艾绒点着了，往皮上一捻，"刺啦"一下，这叫天然灸。现在的灸法改成了隔空烤。如果施灸的人全神贯注的话，能感觉到艾灸的地方有气脉在跳，被灸的那个人也会有这种感觉。这叫什么？得气了。其实，这个跳动感说明你自己的气过去了，灸的同时也在耗费自己的气。

施灸的人还要全神贯注地观察，一个是被灸烤的地方会变红、变热，甚至出汗，另一个，不同的病灸出来的艾灰颜色不一样。正常人灸的艾灰是白灰色的，患病者灸出来的艾

▶ 大家做艾灸的时候，一定要两个人互相灸，避免烫伤。另外，一定要把艾条彻底浇灭了，剩下的艾条干脆就放到水里。

灰会发红，这是他身体里病气和艾烟混在一起了。

如果怕留疤，试试隔盐灸、隔姜灸

徐文兵：不管是艾草，还是用肚兜灸、泡脚、点艾绒……我个人认为"壮"是最有效果的。如果大家怕在身上留疤痕，有几个比较好的办法。

一个叫隔盐灸，往肚脐上撒细盐。我一直认为，人是从海里来的，盐水跟人体的频率接近。如果肚子疼，炒点大粒盐往肚子上一敷，很见效。

现在一些做足底按摩的店，客人往那儿一躺，按摩师就会拿微波炉把盐包打热，放客人脖子下面。这挺好！很多人胖，他的肚脐眼就深，想往里头艾灸，又怕烫了他的肚脐，怎么办？就得加个导体，而最好的导体就是盐。

不胖的人如果也怕自己被艾灸烫伤，那就切几片姜，稍微厚一点儿，平铺到肚脐上，然后在那儿做艾灸。或者直接把艾卷掐一段，头朝上，把艾卷放到姜上，慢慢地觉得烫了以后，再拿一片姜垫上，等它凉了再撤一片姜。用3片姜做一个温度调节的阀，就足够了。

上面说的"壮"是补法，火头冲上。如果你感觉自己阴寒内盛，一肚子冰块，那么最好的办法就是火头冲下，用泄法。

这些都是古人传承下来的秘诀和经验，供大家参考。

梁冬：总而言之，艾灸这个东西，怎么玩都是很高级的，因为这是一件很舒服、很愉快的事情，希望每一位朋友都能够掌握这种保养方式，健康长寿！

◀ 如果肚子疼，炒点大粒盐往肚子上一敷，很见效。

◀ 很多人胖，他的肚脐眼就深，想往里头艾灸，又怕烫了他的肚脐，怎么办？就得加个导体，而最好的导体就是盐。

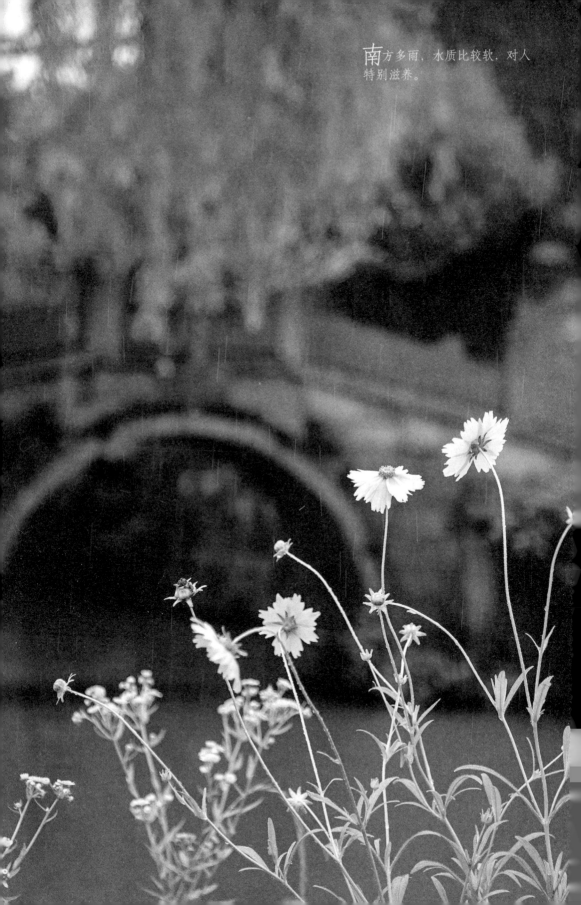

南方多雨，水质比较软，对人特别滋养。

第五章
南方人容易得什么病

　　我们都知道，越往南方越热。这是太阳对它的眷顾，日照时间较长。

　　但是南方有一个缺点，地势低下。我们现在说的南方都是长江冲积形成的平原，地势比较低，这会出现什么问题呢？就是湿气比较重。越往高越爽，但是越往下，越容易出现湿气。

　　另外，南方还有一个特点，水土弱。水土弱对应的是什么？水土刚强。西方就是水土刚强，水的碱性大，水含的矿物质多，洗衣服不干净，或者说肥皂、洗衣粉消耗的量大。而到了南方，水质比较软，洗衣服特别干净。而且，南方这种软水对人也特别滋养，所以这里人的皮肤就显得水嫩、光滑，江南的美女都比较水灵。

经文：

　　南方者，天地所长养，阳之所盛处也。其地下，水土弱，雾露之所聚也。其民嗜酸而食胕，故其民皆致理而赤色，其病挛痹，其治宜微针。故九针者，亦从南方来。

1. "南方者，天地所长养，阳之所盛处也。其地下水土弱"

南方的阳气旺，湿气重

梁冬：好了，咱们接着说。今天讲"南方者"，"南方者，天地所长养，阳之所盛处也"，这有什么含义？

徐文兵：先说一下南方的方位。在《黄帝内经》成书的年代，南方没有到达现在海边的广东、福建，它是指的吴越，就是江苏、湖南、湖北这一带。

生、长、收、藏，东方是天地之所生，南方是天地之所长（zhǎng）养，就是植物疯狂地生长。南方就是这么一个地界儿，阳气特别旺盛，就像纯阳之体的小孩子一样，长得非常快，长得非常猛，所以《黄帝内经》说它是"阳之所盛处也"。

梁冬：后面有句话"其地下，水土弱，雾露之所聚也"，这说的是什么？

徐文兵：这是说天气对南方的影响。我们都知道，越往南方越热。这是太阳对它的眷顾，日照时间较长。

但是南方有一个缺点，地势低下。我们现在说的南方都是长江冲积形成的平原，地势比较低，这会出现什么问题呢？就是湿气比较重。越往高越爽，但是越往下，越容易出现湿气。

另外，南方还有一个特点，水土弱。水土弱对应的是什么？水土刚强。西方就是水土刚强，水的碱性大，水含的矿

◁ 生、长、收、藏，东方是天地之所生，南方是天地之所长养，就是植物疯狂地生长。

◁ 我们现在说的南方都是长江冲积形成的平原，地势比较低，这会出现什么问题呢？

物质多，洗衣服不干净，或者说肥皂、洗衣粉消耗的量大。而到了南方，水质比较软，洗衣服特别干净。而且，南方这种软水对人也特别滋养，所以这里人的皮肤就显得水嫩、光滑，你看江南的美女都比较水灵。

我自己的体会也是这样。山西地势比较高，水土也比较硬，到了北京以后，自来水的水质比较软，人的气色、肤色都随之在变。从北方再到江南，我发现那儿的水更软、更弱，所以叫"其地下，水土弱"。

南方气候潮湿，常年弥漫的雾气是导致人患病的因素之一。

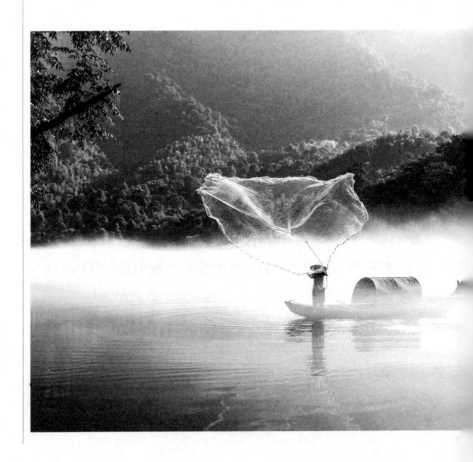

2. "雾露之所聚也"

为什么北方人去南方会水土不服

梁冬：刚才有句话叫"雾露之所聚也"，为什么会"雾露之所聚"呢？

徐文兵：湿气大！你看云形成了积雨、雾以后，它都是往下飘的，包括舞台上用的干冰。干冰打起来的雾绝对不会往上飘，而是往下走。所以，南方不好的一点在哪儿？多水、多沼泽、多湖泊，阳光把水变成水蒸气蒸腾起来，成了云雾。但这些云雾不会往上飘，它们全笼罩在土地或者城市的上空，所以，南方最难过的就是梅雨季节。

我最喜欢南方的饮食，也喜欢南方保存下来的中国传统文化，但我受不了南方的湿气。一到梅雨季节，洗衣服挂出去晾不干，放在屋里的箱子都长霉。而且，身上也特不舒服。咱在北方出点汗，一会儿就干了，爽了！在南方出点汗，全都湿答答地黏在身上。

梁冬：就像"湿答答的玫瑰"。

徐文兵：《黄帝内经》上说南方是"雾露之所聚也"，这种雾露就是中医所说"风寒暑湿燥火"里的"湿"。南方这种天时和地利，容易出现与之相关的一些疾病。

南方湖泊虽多，但水质不好

徐文兵：南方湖泊比较多，所以在南方打井不用打很

◁ 南方不好的一点在哪儿？多水、多沼泽、多湖泊，阳光把水变成水蒸气蒸腾起来，成了云雾。但这些云雾不会往上飘，它们全笼罩在土地或者城市的上空，所以，南方最难过的就是梅雨季节。

◁ 南方湖泊比较多，所以在南方打井不用打很深，挖个坑就能冒水。

深，挖个坑就能冒水。1998 年不是发洪水嘛，抢救大坝时出现了管涌。什么叫"管涌"？就是河水奔流、冲击让大坝的泥土出现漏管，一下冒出个小喷泉。这种水的特点是自洁能力特别差。在北方，我们打一个深水井，水都是经过岩石、砂砾、土层慢慢过滤再渗透出来的，所以，最后打出来的是清水。

而管涌出来的水，没有经过很好的过滤，里边有很多微生物，还有一些乱七八糟的东西。喝这种水身体最容易闹病，如果一定要喝，除了澄清之外，还必须得烧开。很多北方人到了南方，水土不服，上吐下泻，主要就是喝生水喝的。

曹操八十万大军攻打东吴，三国演义中说是火烧赤壁战败，其实是北方人到了南方以后，不服水土，瘟疫流行造成的。

▶ 很多北方人到了南方，水土不服，上吐下泻，主要就是喝生水喝的。

水土不服，待一星期就服了

徐文兵：上周，我抽空去了一趟上海看朋友。我有一个感觉，上海的水不好喝。

梁冬：为什么呢？

徐文兵："君住长江头，我住长江尾，日日思君不见君，共饮一江水。"但是，诗中所说的水是长江源头的水。而上海是黄浦江跟长江的入海口，那里的水处于下游。

梁冬：上海人会喝自来水么？我觉得他们应该也是买矿泉水来喝吧。

徐文兵：对啊，刚开始我没注意，宾馆里提供的矿泉水用完了，我就接自来水烧开了沏茶。我的茶是非常好的茶，可沏出来的茶水有一股浓浓的漂白粉的味道，可见，水里面用来过滤杀毒的氯放得太多。

后来，我见到上海朋友就提起了这件事，他们说，没办法，我们这是下游。在喝水这件事上，上海人民真不容易。

上次我们讲南方的时候提到，最好的水是泉水。所谓泉水，就是带气从地下冒出来的水。它本身经过了很多层过滤，既带气又洁净。而最不好的水呢，就是我说的这种下游江水。因为下游的土层比较薄，一挖就能挖出水来，所以它没有经过多次的过滤。

由此，我对南方又增加了一种感觉。为什么说北方人到了南方容易出现水土不服？因为在北方喝的是一种水，到了南方后再换一种水喝，胃肠道一下子就不适应了，所以很多人上吐下泻。

当年赤壁大战的时候，说是诸葛亮借东风，一把火把曹操的八十万大军灭了。其实不是。现在小说也好，电视剧也好，描述灾难最初出现的形式都是什么？瘟疫流行。所以说"水土不服"，人体第一个不服的就是水。

现在我们喝的水，要经过自来水厂净化、漂白、过滤……有的还用活性炭。可过去的人，水流十步就为净。意思是说，你在十步开外洗完脚，我在十步以下喝这个水就算净水，过滤手段几乎没有。

我们生活中饮水要特别注意卫生。讲究点的话，要选择一些洁净的水或者矿泉水来喝，得用点儿好水。

我去过很多地方，除了上海，还有一个地方的水难喝，就是天津。天津也是入海口，为什么叫津呢？就是说当地河岔、分道特别多，临水。我们中医讲"汗出溱溱，是谓津"，天津就是那种水汪汪的地方。

去天津时我还在上大学，大概1985、1986年的时候，那会儿还没有什么引滦进津，所以当地的水真是特别难喝。难

所谓泉水，就是带气从地下冒出来的水。它本身经过了很多层过滤，既带气又洁净。

我们生活中饮水要特别注意卫生。讲究点的话，要选择一些洁净的水或者矿泉水来喝，得用点儿好水。

喝到什么程度？难喝到我们为了解渴去买外地的啤酒喝——当时还不流行矿泉水。

天津人出差去上海，会不习惯上海的水。上海本地的朋友跟我说，如果他要去外地出差，回来后再喝这个上海水也不适应，得再待一个星期才能习惯。

所以说，水土不服怎么办？待一星期就服了。当时我在上海只待了一天半，可能待时间长了也就服了。

梁冬：就像到北京来的人，时间长了，也都变成了人肉吸尘器，习惯北京的空气了。

徐文兵：话说回来，南方人泡茶是很有讲究的。天下第一泉是趵突泉，在山东；天下第二泉就是我们说的《二泉映月》那个地方，在无锡的锡山、惠山，那儿建了个锡惠公园，用那里的泉水泡茶是非常好的。古代江南饮水问题没法解决之前，讲究一点的人都是将天上的雨水和雪水存起来，然后泡茶。在那个非工业化时代，天降的水比地上江河里面流的水干净。

以前的上海，卫生系统不太健全，上海弄堂里用的都是马桶，污水直接倒到江里面了，江水变得很浑浊。

梁冬：这个也不妨碍上海人民都成为比较聪明的人民啊！

徐文兵：其臭腐嘛！

梁冬：养肾的，是吧？如果按这个道理推下来，广州、深圳也属于入海口，那基本上中国比较发达的地区水质都不好了？

徐文兵：我们为什么叫长江、黄河"母亲河"呢？就是因为这条江河水哺育了一个民族。所以，水质是否干净，决定了这个民族的人民身体是否健康。如果身体不健康，人的心理也容易变态。

▶ 所谓"水土不服"，人体第一个不服的就是水。

曾经有一段时间，人们把江河湖海当成排污的管道。农业有机肥料或人体的排泄物排进去倒也罢了，最可怕的是工业污染，让水都变成了毒水。

梁冬：所以，根据天人相应的原理，江河湖海决定了我们身上血液的特质，对吧？

徐文兵：没错。据《黄帝内经》讲，天地间有多少山、多少水，那么相对应的人体就有多少条经脉。现在的江河湖海被污染了，而我们整天吃着被污染的食物，血管里自然充满了各种毒素。而且，江河湖海还出现一个"富营养化"现象，大面积地长青苔、长绿藻，造成近海的污染，相对应的，人的身体也随之出现高血脂、高血糖等病症。

◀ 据《黄帝内经》讲，天地间有多少山、多少水，那么相对应的，人体就有多少条经脉。现在的江河湖海被污染了，而我们整天吃着被污染的食物，血管里自然充满了各种毒素。

湿气重的地方，容易"烂裆"（阴囊湿疹）

梁冬：北方人到南方往往容易水土不服，除了不习惯当地的水，还有没有别的原因？

徐文兵：有啊，就是饮食习惯。南方天气热，人们吃的粮食性质偏凉，我们上次讲了，北方人吃小米、黍子、小麦，都偏热。可南方人主要吃什么？大米。大米又叫水稻，南方人体内有那种火热之性，吃大米正好平衡。

梁冬：有一种说法，说南方人有脚气病跟饮食有关，这是怎么回事呢？

徐文兵：是因为湿气。湿气有个特点：下流。它和雾露一样，导致发病的部位都偏下，一个在脚上，一个在阴部，有的男性阴囊周围会出现溃烂的湿疹。

我记得解放战争的渡江战役，很多士兵都是从北方过去的，当时出现了一个病叫"烂裆"，其实就是我们现在说的阴

◀ 湿气有个特点：下流。它和雾露一样，导致发病的部位都偏下，一个在脚上，一个在阴部，有的男性阴囊周围会出现溃烂的湿疹。

囊湿疹。北方人突然到了南方这种潮湿的地方,身体从饮食和空气里吸收了很多湿浊之气,排不出去怎么办?湿气就会聚,湿性往下走,一个是烂脚,一个就是"烂裆"。

"烂裆"在当时怎么治啊?一个是改变饮食,在食物里加一些化湿、干燥的东西;另外一个,就是用中草药外敷,从而化湿、利湿、解毒。还有一个办法,也是最土的办法:晒裆。找个没有阴天、没有雨的日子,哇,太阳出来了,咱们一排战士们躺那儿,两腿八字形,对着太阳晒!

梁冬:实在不行,就坐在暖气片上,哈哈哈。

徐文兵:暖气片上是水暖,不行,因为水气也是造成疾病的一个因素嘛。

▶ 水气也是造成疾病的一个因素。

3. "其民嗜酸而食胕。故其民皆致理而赤色"

抵御湿气的两大法宝——酸菜、腐食

徐文兵：怎么去抵御或化解这种湿气呢？观察一下当地人的饮食习惯，"其民嗜酸而食胕"，南方人大多喜欢吃酸的、腐烂的东西。

身体消化不了的东西，就得借助外界微生物把它分解一下，然后再吃。我们在南方经常能看到腊肉，像四川的腊肉、金华的火腿，这都是腐。就像北方人喝奶一样，如果喝纯奶，就容易造成脏寒，喝酸奶，就不容易产生那么大的寒性。

在南方这种地势低下，湿浊弥散的地方，人如果再多吃肉，就容易生病。肉是蛋白质含量非常高的东西，万一消化不好，就会变成痰湿。我们经常说"鱼生火，肉生痰"，要是内部痰湿加上外湿，那么人体整个就是里应外和，湿成一片了。

所以，在南方吃肉，就要选择腊肉来吃，或者是腌肉、火腿肉。

至于吃酸，据我自己的观察，稍微有不同的见解。在湖南、湖北，包括四川以及云贵这些偏南的地方，人们吃辣是最厉害的。四川人不怕辣，湖南人辣不怕。吃辣最大的一个特点就是去寒去湿，它去湿气的作用甚至要超过御寒的作用。人一吃辣的东西，体内湿气就去掉了。

这跟印度人爱吃重口味的咖喱是一样的道理。印度那儿除了热，还有湿。受印度洋暖流的影响，潮湿的空气吹到印

◉ 在南方这种地势低下，湿浊弥散的地方，人如果再多吃肉，就容易生病。

◉ 吃辣最大的一个特点就是去寒去湿，它去湿气的作用甚至要超过御寒的作用。人一吃辣的东西，体内湿气就去掉了。

度，又被喜马拉雅山挡住，所以当地常年湿气弥漫。而咖喱能开窍，能让人们把体内湿热之气排出去。

南方人爱吃酸，酸腐的东西能使胃里的食物发酵，从而减轻胃肠的负担，把湿气给化掉。

梁冬："其民嗜酸而食胕，故其民皆致理而赤色。"什么叫"致理"呢？

徐文兵："致理"和"疏理"是相对的。海边的人吃盐多，这是为了什么？排汗。所以东方人汗毛孔大，皮肤纹理比较粗。而南方人吃酸的东西，酸的东西偏于收，所以南方人汗毛孔比较小，皮肤纹理特别细，尤其是江南美女的皮肤都是细嫩光滑的。

为什么皮肤会呈"赤色"？南方属火、属红，而红热属赤。南方诞生的神农氏被称为炎帝，炎帝就是火神，两个"火"叠加在一块。所以，南方人的皮肤比较红。

▶ 南方人爱吃酸，酸腐的东西能使胃里的食物发酵，从而减轻胃肠的负担，把湿气给化掉。

▶ 南方属火、属红，而红热属赤。南方诞生的神农氏被称为炎帝，炎帝就是火神，两个"火"叠加在一块。所以，南方人的皮肤比较红。

4. "其病挛痹"

吃酸不可过多，否则易得关节病

梁冬："其病挛痹"是什么意思呢？

徐文兵：南方人爱吃酸的食物，收敛过多，容易出现一个问题，就是"抽抽儿"。医学上叫作"痉挛"，痉是指那种抽筋的感觉，挛是指整个筋收缩到一块儿。所以说，南方人最容易得的就是关节病，也就是我们现在说的风湿病，症状是筋骨中的筋容易痉挛或筋挛。

而"痹"是什么病呢？痹是堵住了的意思。"麻痹"，就是身体血脉不通。中医还有个病名叫胸痹，就是说胸中的阳气被堵住了，它就相当于现在早期的冠心病。胸痹不像真的心梗，朝发夕死，而是"阳微而阴弦①"，总有胸口闷闷的感觉。

中医里关节肿大、屈伸不利也叫痹，称为痹症。具体再分：一种叫痛痹，天气一变，关节就疼，寒加湿，寒性凝滞；一种叫行痹，表现为关节游走不定地痛，一会这儿疼，一会那儿疼，具体哪儿疼又说不清楚，湿带着风在体内瞎转。

还有一种叫痹，表现出来是肿，当然也痛，但是那个"肿"吓人的样比痛更让人注意。患者的腿像大象腿，关节肿得像个大馒头。这种"痹"的湿气更大。

所以，《黄帝内经》有句话叫"风寒湿三气杂至，合而为

南方人爱吃酸的食物，收敛过多，容易出现一个问题，就是"抽抽儿"。

---

① 阳微而阴弦：出自汉代张仲景的《金匮要略》，对胸痹病病机的概括。

痹也"。

梁冬：看来，这个麻痹大意的"痹"分别来自于风、寒、湿或者三者混到一起形成的。那如何治疗这个"痹"呢？

徐文兵：得痹症最根本的原因是南方人爱吃酸。肝主筋，连着胆，你想让它开放、生发，就应该吃辛辣的。如果想让肝藏血，让它收敛，不要乱跑，就要吃酸的。南方人吃酸是为了帮助消化，可酸吃多了就会使肝气、肝阳升腾不起来，老那么收缩，让自己"抽抽儿"。所以，治疗痹症最好的办法就是疏肝利胆。

怎么疏肝利胆呢？就是吃一些辛散的、发散的食物。湖南人、湖北人或者贵州人都爱吃辣，其实就是针对他们吃酸过多而取得的一种平衡。比如吃蒜觉得烧心怎么办？吃腊八蒜嘛，拿醋一泡，就不烧心了。再比如说，喝酸辣汤的时候撒点儿胡椒粉，弄点儿醋，也是辛和酸的平衡。对于南方人，在饮食上我建议吃点儿辣的，把湿气给散一散。

▶ 怎么疏肝利胆呢？就是吃一些辛散的、发散的食物。湖南人、湖北人或者贵州人都爱吃辣，其实就是针对他们吃酸过多而取得的一种平衡。

5. "其治宜微针"

最快止痛的方法是扎针

美国人爱扎针

徐文兵：真正治疗痹（bì）症的话，比如说关节疼痛，快速止疼的方法就是扎针。现在大家都说针灸在美国很普遍、很流行，错了，是 acupuncture 在美国很流行！这叫针刺，不是针灸。为什么针灸在那儿流行不起来？针灸者，久也。美国人有那个耐性吗？

梁冬：对，他们都发明快餐文化，有道理的。

徐文兵：开快车啊、吃快餐啊、快速恋爱、快速离婚，这都是他们闹的。

话说回来，这针刺疗法最大的特点是什么？快速止疼，立竿见影，躺着进来站着出去。

美国人的可爱之处是什么？实用主义。别给我讲阴阳五行、藏象，我这儿疼，找理疗师做了多少次治疗也不管用，要是吃那个 Painkiller（止痛药）的话，我又担心它的 side effects（副作用），我听说你们中国这个 acupuncture（针刺）很神奇，你给我试试。然后，大夫给他一扎针，止疼了，他马上就付钱。

接着发现扎针好处的是谁呢？是保险公司。保险公司发现，客户身上同样一个病症，找理疗师、Chiropractic（整脊师），用各种方法，不仅花费多，效果还不好。而中国的大夫方法简单，很快就给解决问题了。所以他们就跟着来了，提

真正治疗痹症的话，比如说关节疼痛，快速止疼的方法就是扎针。

出一种保险方案——如果你病了，去找那些有License（执照）的针灸师治疗，治疗金额保险公司cover pay（全付）。

这不能单纯说是美国人热爱我们中国传统文化，热爱中医，他们完全是从商业操作模式上肯定这个针刺的神奇。

所以，像这种"挛痹（luán bì）"（抽筋），还有关节的疼痛，甚至再引申到胸痹之类的"痹"症，以及经脉气血不通的病，用扎针这种方法治疗效果都非常好。

扎针控制的是人的"气"和"神"

梁冬：治疗的时候，医生是刺那些痛的、痹的穴位，还是旁边的穴位呢？

徐文兵：这要说的话范围就大了。中医有一个特点就是按经络辨证，比如说你网球打多了容易得网球肘，这个痛的地方一般都不能碰，更不可能扎针。而大夫一看你这个痛点在尺泽、曲泽，是手太阴肺经循行所过，于是就在这条经络的远端，如少商、鱼际、太渊，或者往上走在中府、云门、颊车取穴扎针。虽然扎的穴位不一样，但根据经络理论，整条经络的气是连着的，同样有效。这种方法就叫远端取穴，就是说不往人痛的地方扎，而是在痛点所在的经络上扎。

中医还有个方法叫"左病刺右，右病刺左"，也叫"谬刺"。什么意思呢？就是如果你左边的膝盖痛，但你又不让我碰，我就在左膝盖附近你让碰的地方，比如说上面的梁丘、血海，或下面的足三里、阴陵泉扎针。

同时，我还可以远端取穴，取对侧右胳膊肘上跟左膝对应的那些位置扎针。比如说，左边的膝眼痛，在足阳明胃经上，那对应的经脉就在右胳膊上，取手阳明大肠经上的曲池穴扎一

▶ 远端取穴，就是说不往人痛的地方扎，而是在痛点所在的经络上扎。

针，一般都有效果。

为什么有效果呢？因为扎针能控制人的神，控制人的大脑，从而控制人的四肢。你想，我们走路迈左腿，出右手，其实这就是受神的控制。

梁冬：怪不得！你这么解释，我就可以理解了。

徐文兵：所以呢，虽然看起来扎的是不同的部位，但影响的是同一个神，你对疼痛的感觉也是你的主观感觉嘛。

我以前碰到有些人出现幻肢疼，他左胳膊没了，然后跟你说："大夫，我左大拇指痛。"这怎么办呀？就在他右脚大拇指上扎针。因为左手大拇指是手太阴肺经循行之处，与右脚足太阴脾经相对应，是同一个神指挥的。

所以说，中医不仅能解释为什么会有幻肢痛，而且还能治疗幻肢痛，把人那种无形的主观感觉落实到有形的实体上。

梁冬：由此看来，痛是一个感觉问题，还涉及心物一元的问题。这东西经不起想，一想就觉得太深刻了，足以让人失眠。

> 我以前碰到有些人出现幻肢疼，他左胳膊没了，然后跟你说："大夫，我左大拇指痛。"这怎么办呀？就在他右脚大拇指上扎针。

被气伤了神，人就会落下病根

徐文兵：说到中医的最基本理论，我们管它叫"精气神"。

精呢，是指有形的物质，包括我们的肉体、我们的体液、我们的精髓，这是肉眼可见的。

"气"和"神"是我们肉眼不可见的，但它们也是一种客观存在的东西。比如说"气"，有的人说，你拿个气让我看看，对不起，我做不到，因为这个世界上有许多东西不是以物质形式存在的。至于神是什么呢？神乎神，不好说。

梁冬：那么我们举个例子，为什么人会"视而不见，听而不闻"？

徐文兵：声和音不一样。声是客观存在的，心是什么？要想听到得触动了你的心神才行啊。

这句话就是说你心不在焉，因为你神不在那儿了。有的人出现幻肢痛，没有胳膊还感觉手指痛，这就是一种心神不在的情况。为什么心神不在那儿？一个是心神受到了创伤，还没有愈合，胳膊没了，但那个痛苦还在。

跟它相对的是什么？是心神高度集中，比如在战场上，有的战士打得肠子流出来了，还在那儿冲锋呢，都不知道疼了。

梁冬：嗯。好多人受了那种感情创伤或者肉体损害，持续十几年、数十年阴影不散，为什么？就是因为当时刺激他所留下的那种气，尽管肉体没有再受损伤，但气对神的伤害还在。就像以前法官鉴定家庭暴力一样，虽说受害人的皮肉没有损伤，但那种语言暴力、冷暴力对她们的伤害更深。

徐文兵：感情伤害是一种无形的存在。但是，中医能够解决这个问题。我经常对我的病人说："你挨了别人一嘴巴，如果一天想它十遍，那就相当于挨了十嘴巴。"

梁冬：所以，佛经里说"放下"嘛。

徐文兵："放下"是你的意，你想放下，但你怎么放下？你应该把它那股劲儿，或者那股气儿给引出来，泄掉。

气是有能量的，比如说，我们可以把气想象成一股无形的能量，它冲进了内心，那么就让这股气从哪里来回哪里去。所以，我们可以先分析一下人体受力的时间、地点、场合，接着分析受力的部位，然后再扎针。

▶ 感情伤害是一种无形的存在。但是，中医能够解决这个问题。

▶ 气是有能量的，比如说，我们可以把气想象成一股无形的能量，它冲进了内心，那么就让这股气从哪里来回哪里去。

6. "故九针者亦从南方来"

扎针是代表父爱的治疗方法

梁冬：《黄帝内经》上说，"其病挛痹。其治宜微针。故九针者亦从南方来。"为什么叫九针呢？

徐文兵：针刺的发明其实比艾灸要晚一些。相传，艾灸这种代表母爱的治疗方法是女娲发明的，再往后，代表父爱的治疗方法就比较严厉一些，就是扎针。九针据说是伏羲制造的，他做了九种不同规格的针具，有大有小，有粗有细，还有三棱的，最大的针跟小刀子一样。

这九种不同形状的针具，适用于不同的病症。比如说这个挛痹，"治宜微针"。微针也叫芒针，就是像麦芒一样细的针。这种针显然不是在调形，那这个微针是干吗用的？它调的不是有形的东西，而是引无形的气。所以，《黄帝内经》上说挛痹治宜微针。

九针里的小针刀，主要用于割断粘连，挑开东西，或者说切开排脓，都是在调形，当然同时也在泄气。

关于九针的发明，相传也是从南方传来，就是湖南、湖北这一带。如果在北方，碰到了类似的病，也可以用微针，以针引气。

> ◀ 九针据说是伏羲制造的，他做了九种不同规格的针具，有大有小，有粗有细，还有三棱的，最大的针跟小刀子一样。

7. 越想伤心事，疾病越不容易除根

心病先治身，身病要调心

▶ 中医里，心有它对应的躯体和经络，中医的可贵就在这儿，它能把无形虚妄的东西落在实处。

徐文兵：中医里，心有它对应的躯体和经络，中医的可贵就在这儿，它能把无形虚妄的东西落在实处。你说你伤心了，那我要检查你与心相关的经络和穴位，如果没有反应，那我就得怀疑你的诉说是否真实。

前些日子我看了几个得抑郁症的病人，其中有个人说："没事，我挺高兴，活得挺开心的，您看是不是啊？"我说："你说你很开心，但据我的诊断，你抑郁得很，活得很不开心。"说完，这人眼泪"哗"地一下就出来了，我给他点穴的时候，眼泪都止不住。我说："别装了，戴一个面具活着多累，是吧？"因为我检查到他的心对应的经络和穴位时，发现有问题，所以他说不抑郁我不信。

治疗到最后，我说："你好了，不用来了！"

他说："我真好了吗？"

我说："真好了！"

为什么我这么说？经过治疗，他的肉体和经络已经没问题，那剩下的就是慢慢调了。这个病人继续问我："我还会不会再犯？"我说："除非你再伤心，而且是伤一次大心才会再犯，要知道，普通人想得个抑郁症也不容易。"

梁冬：这跟做花花公子不容易是一样的。

徐文兵：对啊，你受一次刺激，一天想十遍，反复加深这个刺激，你才会得抑郁症。而中医治疗这种痛症，就是用针影响到气，然后让气达到最隐秘的、我们都无法想象的那个部位，从而触及人的心神，乃至魂、魄，最终消除人内心难以言表的痛苦。

梁冬：所以说，调病是可以互相影响的，先调神也可以，先调身体也行。

徐文兵：我有一个口号，叫"心病先治身，身病要调心"。这就是说，虽然病人向大夫主诉的是生理问题，比如说胃溃疡、高血压、糖尿病……但治疗时，大夫一定要考虑到疾病成因背后的心理问题。只有先把病人的心理问题解决了，甚至要改变他的价值观、生活方式，他的病才能彻底治好。

很多人都在追名逐利，认为自己的生命没名利值钱，这种人患了病，如果不先把错误心理调整过来，就算治好了肉体上的疾病，以后还是会再犯。

高压力之下，人什么病都可能得

徐文兵：现代医学认为，胃溃疡其实也是一种身心疾病。高压力之下，人什么病都可能得，这是我说的身病。那怎么调心呢？心病要治身，如果病人表现出来的是抑郁、焦虑、幽闭症，就要先给他调身。

什么叫幽闭症？比如说，我到了一个黑乎乎的屋子或电梯里，恐惧得要死，本能地就要跳、叫、逃。

我有一个病人患的就是这种病，他以前是个飞行员，身体素质非常好。但有一次做生意，他蒙受了巨大的经济损失，而且受到了惊吓，从此就落下一个毛病，不敢独自进电梯，不敢一个人待在屋里。就连我给他扎针，身边都必须有另外

▷ 只有先把病人的心理问题解决了，甚至要改变他的价值观、生活方式，他的病才能彻底治好。

▷ 很多人都在追名逐利，认为自己的生命没名利值钱，这种人患了病，如果不先把错误心理调整过来，就算治好了肉体上的疾病，以后还是会再犯。

▷ 心病要治身，如果病人表现出来的是抑郁、焦虑、幽闭症，就要先给他调身。

▷ 什么叫幽闭症？比如说，我到了一个黑乎乎的屋子或电梯里，恐惧得要死，本能地就要跳、叫、逃。

▶ 治心病，要先给他调身，先把他身体里的瘀血、痰块、寒气等东西通通去掉。

一个病人躺着，他还得不停地跟那个病人聊天，才能缓解他那种恐惧。

这种病没着没落的，看起来像是神经病。其实，他不是神经病，而是精神病，是伤了神了。治心病，要先给他调身，先把他身体里的瘀血、痰块、寒气等东西通通去掉。

"心病先治身，身病要调心。"我理想中的中医，应该是一个 TEAM（团队），病人一来，"咵咵咵"先整形。好多人得的病都是"形"病，比如说脊柱侧弯、小关节滑脱，然后压迫脊椎的十二对神经，造成了脏腑的疾病。还有些人一脚高一脚低，走路都不平，脸一边大一边小，眼睛也是一个大一个小，这完全是形体不正造成的病啊！

这个中医团队里，第一个接诊大夫先给病人整形，如果整形好了，下次就不用来了。如果还有问题，那就是气病了。再上一个针灸大夫，"咵咵咵"一扎针，以针引气，形气都解决。

如果这两步都治了，这个人还有病，那就是神的问题了。接着找一个大巫大医，几句话一聊，看你一眼，"哗哗"一流泪，出去吧，肯定好了。

梁冬：我听说，曾经有人去印度，碰见一些大的修行者，聊着聊着就哭了。

▶ 我听说，曾经有人去印度，碰见一些大的修行者，聊着聊着就哭了。

徐文兵：这样的情况真有，那些修行者都是调神的大师。所以说，我要是开个中医院，一层是整形科，接待大量的病人，先把大家歪七扭八、不正确的形体整治一遍。一层治不好，咱们免费上二楼，二楼给调气，然后三楼调神。

梁冬：那三楼的人基本没什么事干了。

8. 为什么好的针灸大夫都在美国

徐文兵：说到扎针，我打个岔。我大学念的是中医系，那时候不像现在，学校里有针灸推拿系，学生们只把针灸当一个小科来实习，不太重视。我真正把针灸捡起来，是到了美国以后。

梁冬：为什么呢？

徐文兵：因为在美国要申请工作签证，仅凭我是中医系学生，会开方子，人家不认。因为美国没有这个职业，也没有这个执照。人家有的就是 acupuncture license——美国组织的每年春秋两季的全国性考试。组织考试的都是犹太人。在美国，不管我们中国人技术多高，对中医理解多透彻，真正管理中医的还是犹太人。

这个考试考三门科目。第一个，考生要先通过针灸的卫生消毒考试（clean needle technique）。也就说，考怎么摆放针具，怎么消毒，怎么灭菌。在美国行医用的针都是一次性的，既保护病人也保护大夫；第二个考试是什么？笔试，200道选择题。考生要想拿到执照，就得参加英文笔试；第三个考试最有意思，考生要亲自在病人身上找穴位。

梁冬：一次全国性的考试，哪儿找那么多的病人摆那儿呀？

徐文兵：找的是 Model，就是模特儿。

梁冬：漂亮吗？哈哈！对不起，问了个庸俗的问题。

徐文兵：那会儿就忙着去找穴位，顾不上看模特漂亮不

◀ 在美国，不管我们中国人技术多高，对中医理解多透彻，真正管理中医的还是犹太人。

漂亮。这就跟伯乐相马似的，就看马好坏，都分不清马是公是母。

在这个考试中，一个活人在那儿站着，考生拿着一张考试单子，自选 15 个穴位，而且还分左右。比如说，左边的曲池，右边的足三里等。然后，考官再给考生一个不干胶做的小圆环儿，中间是窟窿，边上有一圈儿，直径大约 1 厘米，往模特身上贴。

有意思的是，在考试之前，考官已经用一种荧光笔在正确穴位上画了个圈儿。但是，普通人肉眼看不见。考生把不干胶贴完走开，边上就有个考官，拿着检验假钞的那种灯，"哗"一照，如果穴位贴得正确，那个圈儿里就会出现反光。

梁冬：出水印儿，哈哈！

徐文兵：这个考试允许考生错俩，如果错三个，对不起，明年再考。

在美国，这三门考试组织得非常严格。全部通过以后，考生才能拿到证书，然后凭着证书到当地的主管部门申请执照。

▶ 我自己有个预言啊，在国内，中医如果缺乏有效的管理，只能慢慢衰落下去。如果采用美国的管理模式，在不久的将来还有点儿希望。

我自己有个预言啊，在国内，中医如果缺乏有效的管理，只能慢慢衰落下去；如果采用美国的管理模式，在不久的将来还有点儿希望。

梁冬：是不是可以这样说，最好的中医在美国？

徐文兵：是啊，最好的中医大夫都在美国。我是个别的啊，我是有一个妄想，跑回来要干自己的事儿。其实，现在好多优秀的中医大夫都跑美国去了。

梁冬：我最近碰到好几个用特别古老的方法治病的医生，全是美国回来的。

徐文兵：美国这种管理体制是什么呢？第一，国家不扶持，也不打压，无为而治。我发现美国好多管理理念，其实都是道家思想。比如说，对于中医大夫在美国行医，政府如果提供资金支持，这是有为；政府要打压，也叫有为。那政府干脆就无为，根据这种系统理论的特点，安排大家去学习，读三年书，然后再按规定考试，拿到执照才能行医。但是，中途不许碰任何西医的东西，什么心电图、血压表、西药……都不许碰。碰的话病人会投诉，那就是中医倒霉的开始。如果想做西医，去考美国的 Doctor degree，然后才能行医。这样的话，就迫使那些中医们完全按照古法去看病。

在这种体制下，如果用中医的方法能给病人解决疼痛，那中医大夫就能谋生，每两年换一次执照，接着再干。如果没有病人来看病，中医大夫就生存不下去。所以说，在美国没有人评教授、副教授、主治医师，全靠病人市场自然检验。最后就是什么？优胜劣汰！一步一步下去，好的中医大夫留下来继续发展。

中医的特点是什么？越按自己的规律往下走，越有生命力！美国的西医技术很发达，病人凭什么来找中医看病，不找西医啊？人家来找你，其实就是想从一个新的角度、新的观点、新的手段来解决身体的病痛。

梁冬：从某种程度上来说，外国这种对人类共有的文化的包容性特别好。有一年，我在大英博物馆看到很多中国古代保存完好的陶器，一方面愤怒、耻辱；另一方面，站在更开阔的角度来看，起码人家保留了这些文化，要放在中国，没准还被砸了呢，这种事情发生太多了！

所以，站在全人类的角度说，起码我们得允许美国人民更好地保存中医。

徐文兵：与这种现实主义的态度和道家无为而治的思想相比，我们国家对中医投了很多钱，结果呢，大家都干吗去

◀ 在美国没有人评教授、副教授、主治医师，全靠病人市场自然检验。最后就是什么？优胜劣汰！

◀ 中医的特点是什么，越按自己的规律往下走，越有生命力。

了？养小白鼠去了。

清朝的八旗兵为什么当年那么骁勇善战，到后来都不能打仗了？铁杆庄稼给养的，他们不用打仗，也能有钱花，慢慢地就都废了。

由微针我们谈起了很多事情，话说回来，为什么微针有效呢？因为这个针通的是气，而气呢，又是我们肉身和心神沟通的一个桥梁。所以，针刺在美国发展得快，自有它背后的道理。如果用艾灸的话，一个是美国人没耐心，再一个，美国的大楼都有防火报警器，艾灸点着点着水就下来了，改水疗了！

梁冬：我曾经看过一个纪录片，在 20 世纪 70 年代的时候，中国很多医院给孩子接生时都不用药麻醉，而是用长针来做麻醉！

徐文兵：这就是"针刺麻醉"，现在有些地方还有。大家都习惯于接受一个普遍价值观，按公认的价值观去做事，即使是做错了，也没有过错；如果有人不按公认的价值观去做，即便做对了，也没什么奖励，万一做坏了呢，就得接受更多的指责。结果，在药物麻醉普遍应用的情况下，针刺麻醉基本上就没有大夫用了。

以前大夫做甲状腺手术，胃次切或全切，都是在合谷穴上扎一个针。这时，病人会有点通电的感觉，变得像冲锋战士，肠子流出来也不觉得痛！我碰到过一个病人，扎了穴位后躺在那儿，还跟拿刀切他肚子的大夫聊天呢！

梁冬：这样的麻醉不伤神吧？

徐文兵：不仅不伤神，而且不伤人的脊髓，而现在医院里的全麻都是在脊髓里打药。

南怀瑾先生的小孩有一次高烧，送到医院医生说："唉，

▶ 大家都习惯于接受一个普遍价值观，按公认的价值观去做事，即使是做错了，也没有过错；如果有人不按不公认的价值观去做，即便做对了，也没什么奖励，万一做坏了呢，就得接受更多的指责。

144

脑膜炎呀，我得抽你脑脊液。"南怀瑾说："这是密闭藏精的腔子，别抽得泄了我们孩子的精气。"然后，立马把孩子带回家，喝瓶汽水好了，孩子长大后还得了体育冠军。南老说："当年老子要是一念之差让你被抽了脊髓，你小子还有今天？"

梁冬：是呀！有些时候想起来，现在的小朋友多不幸，更不幸的是他们的父母，花了很多钱，做了错误的事情。

徐文兵：为人父母者，不知医为不慈呀！

梁冬：为人子女者，未知医视为不孝啊！

◀ 有些时候想起来，现在的小朋友多不幸，更不幸的是他们的父母，花了很多钱，做了错误的事情。

◀ 为人父母者，不知医为不慈呀！

黄河流域土壤肥沃，植被繁茂，非常适合人类居住。

第六章
生活在"中央"处的人容易得什么病

"中",就是我们说的中原地区,相当于现在江淮平原一带,包括河南、安徽的淮河流域一带。中原地区处于长江和黄河中间,往东就是江苏、山东,往西就到了湖北、四川。

这一带的地理特点是什么呢?地势平缓。这种地势环境造成了一种现象,就是《黄帝内经》中说的,这地方非常适合人类居住。

黄泛区像尼罗河一样,河水每泛滥一次,洪水会冲走房屋、建筑,淹死很多人。但是同时也会形成一片肥沃的土地,在上面种庄稼,收成非常好,所以这地方比较容易养活人。因此,称它是"天地所以生万物也众"。

中原人食杂而不劳,容易出现的第一个问题是"痿"——肌肉不能用,或者说肌腱不能发力。而他们容易出现的第二个问题叫"厥"。

经文：

中央者，其地平以湿，天地所以生万物也众。其民食杂而不劳。故其病多痿厥寒热。其治宜导引按跷。故导引按跷者，亦从中央出也。

1. "中央者，其地平以湿，天地所以生万物也众"

中原地区最适合人类居住

"中央"指中国的什么地方

梁冬：《黄帝内经》上讲，"中央者，其地平以湿，天地所以生万物也众"，这作何解？

徐文兵：这个"中"，就是我们说的中原地区，相当于现在江淮平原一带，包括河南、安徽的淮河流域一带。中原地区处于长江和黄河中间，往东就是江苏、山东，往西就到了湖北、四川。

这一带的地理特点是什么呢？地势平缓。华北大平原往南延伸，就是江淮平原。这个"平"，大家可能没有感觉。举个例子，河南有个黄河大堤，这个黄河大堤又叫地上悬河。为什么叫悬河？就是说河水从黄土高原（比华北平原高1000米的地方）冲下来以后，就一马平川了。所以，为什么历史上中原总发洪水，就是因为地势悬殊，河水一过了三门峡，就开始一泻千里。如果不用一个强有力的大堤约束它，那么河水就如同"龙摆尾"，总是在变换河道。

所以说，看一下河南一带的地势，就能感觉到什么叫"其地平"。再看看河南黄泛区形成的那种沼泽，还有那种小块的沙漠，就能感觉它的湿气了。这种地势环境造成了一种现象，就是后面《黄帝内经》中说的，这地方非常适合人类

这个"中"，就是我们说的中原地区，相当于现在江淮平原一带，包括河南、安徽的淮河流域一带。中原地区处于长江和黄河中间，往东就是江苏、山东，往西就到了湖北、四川。

149

居住。

黄泛区像尼罗河一样，河水每泛滥一次，洪水会冲走房屋、建筑，淹死很多人。但是同时也会形成一片肥沃的土地，在上面种庄稼，收成非常好，所以这地方比较容易养活人。因此，称它是"天地所以生万物也众"。

"圣人出，黄河清"——中原的地理特点对人有哪些利与弊

徐文兵：黄河从黄土高原（陕西、山西的交界）从北向南奔腾而下，到了三门峡这儿就开始一马平川了。在这奔流的过程中，裹挟了大量的泥沙，这是黄河的天性。古代有一句话叫"圣人出，黄河清"，可见中原地区要出现一个圣人有多难。

▶ 古代有一句话叫"圣人出，黄河清"，可见中原地区要出现一个圣人有多难。

建国以后，政府在黄河修了一个三门峡水库。但是没有考虑到黄河携带的泥沙和淤泥，所以建着建着，整个水库就被慢慢淤塞了，而且发大水时连带着把上游的渭河平原也淹了，这是一个比较惨痛的教训。

现在国家又在小浪底修了个水库，这次就充分认识到了黄河挟带泥沙的危害性，所以它每年都有"冲沙"，就是让大量的水"哗"一下出来，有一种"蓄势"，带着气往下走，从而把黄河故道里的泥沙一层一层往下刮。

这比以前的方法好多了。原来是黄河一流，泥沙一沉淀，咱们就得加固大坝，慢慢地大坝越垫越高，黄河就成了天河、悬河，成为悬在我们头上的一把利剑。

▶ 当地人还告诉我，开封城摞着好几个开封城。

1986 年，我去开封参观铁塔（开宝寺塔），当地人跟我说，黄河水道跟这开封铁塔一般高，有 50 多米。可想而知，

要是这种高度的水冲下来，确实是个大问题。当地人还告诉我，开封城摞着好几个开封城。

梁冬：此话怎讲？

徐文兵：就是说，黄河发一次水，泥沙一淹，就把原来的开封城整个地埋了下去。然后，勤劳勇敢的劳动人民又在这上面盖一个新城。建好之后，"哗"又再发一次洪水，又给盖住了。反复如此，新城摞着旧城。

梁冬：这得隔很多年才会发这么大的洪水吧？

徐文兵：在科技不发达的旧社会，这种黄河改道的事情很频繁。所以，为什么说河南人民生活得灾难深重，这里历来都是水患频繁。一个黄河，一个淮河，一发水，就将他们好不容易积蓄起来的家业冲没了。

梁冬：我们中学的历史、地理课学过，两河流域（埃及地区）也是因为河水这样的泛滥，促使当地的文化快速发展起来。所以说，一利一弊，很难说。

◀ 为什么说河南人民生活得灾难深重，这里历来都是水患频繁。一个是黄河，一个淮河，一发水，就将他们好不容易积蓄起来的家业冲没了。

2. "其民食杂而不劳。故其病多痿厥寒热"

人不劳动，身体就会生痿症和厥症

梁冬："其民食杂而不劳"，这是什么意思呢？

徐文兵：这就是中原地区的特点了。黄河泛滥有弊也有利，这个地方出产的植物比较丰盛，所以当地人不必劳作得太辛苦，就可以养家糊口。

像东边靠海的人们，要靠打鱼为生；西方呢，属金石之域，土地比较瘠薄，人活得也比较艰难；北方的游牧民族还得养牛放羊；南方人因为气候特点，要吃一些发酵的食物，都过得比较辛苦。相对来说，中原地区的人就轻松多了。

这个"劳"字，繁体字写作"勞"，上面有两个"火"，底下是一个用力。也就是说，古人活着日出而作、日落而息就够了，"劳"有点加班的意思。而现在的加班族堪称点灯熬油，下班的时候看别人不走自己也不好意思走啊！

这就出来一个问题，既然中原地区的人不必为生活奔波辛苦，那他们是不是就不得病了呢？

梁冬：也很难说！《黄帝内经》上说是"故其病多痿厥寒热"。

痿症就是"不来劲，起不来……"

徐文兵：上一次我们说南方人容易生什么病？挛痹，挛

> ▶ 既然古代中原地区的人不必为生活奔波辛苦，那他们是不是就不得病了呢？

就是抽筋。举个例子，足球运动员在场上奔跑过度以后，会有一个反应——倒在地上抽筋。这个抽筋就叫痉挛。这时候，来一个哥们儿，把他脚尖往后扳，拉筋儿，这叫治"挛"。

过劳的人会"痉挛"，那么反过来，不劳的人会出现什么？跟那个"挛"相对的词叫"痿"。"痿"是"病"字边里面一个委员长的"委"，是什么意思？过度松弛，就是不来劲，起不来。为什么说男人性功能不行叫阳痿呢？就是说阴茎起不来了。

听到这儿有的人可能会想，不劳动会"痿"，劳动过头又抽筋，你到底让我干什么？

任何事情不要走极端，人要适当劳动。

比如说你买一辆车，你要是特别珍惜这辆车，说："哎呀！我太喜欢这辆车了，就放在车库里不开了。"那会出现什么结果？这辆车坏得更快。为什么？因为这个车的零件需要磨合，需要动。

就拿轮胎来说，它需要以不同的面接触不同的地儿来着力。要是你把车停在那儿，就一个地儿受力，它会坏得更快。所以说，真正对车的养护就是让它动。但是，你又不能总是以好几百迈的速度飚车，要取个适中的速度。

现在好多人问养生的问题，到底动还是不动？过度运动会导致痉挛——抽筋。过度地不动会导致什么？痿厥！

用进废退！凡事不要走极端。

厥症就是"气血倒流"

徐文兵：中原人食杂而不劳，容易出现的第一个问题是"痿"——肌肉不能用，或者说肌腱不能发力。而他们容易出

◀ 现在好多人问养生的问题，到底动还是不动？过度运动会导致痉挛——抽筋。过度地不动会导致什么？痿厥！

现的第二个问题叫"厥"。

梁冬：痿和厥有什么不一样呢？

徐文兵："厥"叫厥逆，就是气血倒流。中医说的四肢厥冷是什么意思？就是说气血到不了四肢上。

我们身体里有两种气，一个叫营气，它走在血脉当中，先是从心脏出发，到达动脉，然后又从静脉回流。还有一种气是经气，它不在血管里，而是在细胞间慢慢儿地渗透。

关于这个经气，《黄帝内经》里有两种学说。一种学说认为它是离心的，从心往四肢末梢上走，然后再从四肢末梢回来。还有一种学说认为，经气先走手三阳，就是从手往脸上走，然后再走手三阴，从胸往手上走；接着走足三阳，从脸往脚上走；最后走足三阴，从脚往胸口走。

这是学术界一直都在讨论的问题。后来，武当山祝华英道长通过内证内修的方式观察到，身体左右的经气是相对的。当左手的经气，比如说手三阳经往上走的时候，相对的右手的手三阴经气是往下走的，而不是说手三阳必须从手腕往脸上走，手三阴必须是从胸往手上走。他所看到的，是对立统一、左右平衡的一条线路，这种解释非常完美地把《黄帝内经》里相对矛盾的学说统一起来。

梁冬：这就说明中医也是内证内修的一门学问？

徐文兵：必须的！即使你没有体验，也可以按古人的经验去做，因为中医的精华都是在前人经验上总结出来的。

▶ 即使你没有体验，也可以按古人的经验去做，因为中医的精华都是在前人经验上总结出来的。

现代人的通病也是痿症和厥症

梁冬：我们讲《素问·异法方宜论篇第十二》的"中央者"，用了1个小时，大概讲了20个字左右，现在讲到了

"故其病多痿厥寒热"。

徐文兵：推而广之来讲，我们国家叫"中国"，其实，中国人容易得的病都跟这个地域有关系。古代的"中"是指中原地区，然后向四周发展，而我们现代人是不是也有"食杂而不劳"的问题呢？

梁冬：对，很典型嘛！

徐文兵：是吧？古代人生活要"渔樵耕读"，都要去动的。但我们现在基本上都是往办公桌前一坐，挤个地铁就算劳动量很大了！古代把这种光动脑子不动手的人得的病叫虚劳，也就是说，虽然他没动，但是他也很辛苦，动脑子，耗脑油太多了。

现在电脑一普及，大家都盯着电脑屏幕打游戏、写文章、看股市的起伏跌宕……其实也都在劳。所以，很多人说："我这盯着电脑屏幕以后，一天到晚都感觉很累。"这种劳叫虚劳，它耗伤的不是人的后天之气，而是先天的元气，很伤神！

不仅如此，有的人退休在家无所事事，整天就看看电视，其实那也是在虚劳。为什么叫虚劳？电视里的人哭，他也跟着哭；电视里的人笑，他也跟着笑……整个人沉浸在剧情里，看起来没劳动，其实脑子里劳动很多。所以，现在得"痿厥寒热"的人不在少数。

▶ 古代把这种光动脑子不动手的人得的病叫虚劳，也就是说，虽然他没动，但是他也很辛苦，动脑子，耗脑油太多了。

▶ 有的人退休在家无所事事，整天就看看电视，其实那也是在虚劳。为什么叫虚劳？电视里的人哭，他也跟着哭；电视里的人笑，他也跟着笑……整个人沉浸在剧情里，看起来没劳动，其实脑子里劳动很多。

3. 如何用中医的方法治寒热感冒

徐文兵：再回来说这个"厥"病，气血不往四肢末梢上走，而是倒流，那么这种人会出现什么情况？

举个例子，人一抽烟手脚肯定要发凉，为什么呢？抽烟叫"置之死地而后生"，就是说，抽烟的人吸入的空气里氧气含量不够了，于是大脑就处于一种应急状态，马上调动全身的气血供应心脑。同时，大脑舍了哪儿的气血？就是手脚。

此外，人在冷天的时候能量不够用，大脑也会舍弃末梢，即四肢的气血能量，从而供应心脑。

还有一种情况，人们在发高烧的时候，会蓄积自己所有的阳气和能量，去和外界的病毒、邪气作斗争。这时候，大脑也会节约一些枝节末梢的能量供人体需要。所以很多发高烧的孩子，脑门特烫，手却冰凉。像这种情况，到底是发烧还是发冷？

所以，伤寒论有一句话叫"厥深者热亦深"。

孩子发烧父母可以做的三件事

梁冬：小朋友要是发烧的话，送儿童医院是很痛苦的，还要打吊针。那么中医里有可以在家治疗的方法吗？

徐文兵：方法有很多。但是呢，小孩子发烧一定要先观察，判断他是受风了，受寒了，还是受热了。

小孩子是纯阳之体，他不怕寒，怕热，而且怕营养过剩。

> ▶ 小孩子是纯阳之体，他不怕寒，怕热，而且怕营养过剩。所以，古人说"若要小儿安，三分饥与寒"，别给他塞得太饱。

所以，古人说"若要小儿安，三分饥与寒"，别给他塞得太饱。

现在孩子一发烧，扁桃体一肿大，人们就说"啊，感染了，发炎了，赶紧去打抗菌素"，这真是在害孩子。为什么？他其实就是吃多了营养过剩，胃火太旺往上顶，把自己的扁桃体顶大了。这时候，家长只要给他消食、化积，让他拉出一顿臭屎来，烧自然就会退。

但现在好多治疗方法就是隔靴挠痒，隔靴搔痒还不大正确，简直就有点儿胡治、乱治了。其实，退烧的方法有很多。我记得以前我的老师说过，如果你给家人看病，可以先观察两天，只要不出生命危险。

但外人来看病呢，一来就想着要大夫给他退烧。退烧，那很简单呀！一发汗烧不就退了吗？可烧退了后再热起来怎么办？所以，我们要从根本上来治疗这个发烧。

我的观点，第一要通肠胃。遇到发烧的病人，我一般先摸肚子，如果他的肚子里面疙里疙瘩的，摸着巨痛，就得先通肠胃，把六腑通了。这个消热的办法我管它叫"釜底抽薪"。人为什么发烧？就是底下柴火太多了嘛，撤一点，就好了。

第二个，如果病人确实高烧特别厉害，而且手又冰凉的话，那怎么办？这症状一看就是邪热，就是说敌人烧了把火到我的体内，那我就围魏救赵，把它的兵力分散了。病人的手不是冰凉吗？所以咱就给他捋胳膊，特别要捋手臂内侧的三阴经——肺经、心胞经、心经。捋到手慢慢发热了，然后再在指尖的中冲穴（中指的中间）针刺、放血。挤出一两滴黑血以后，额头的热很快就能退掉。

这说的方法是治风热感冒（热邪），而治风寒感冒（寒邪）的方法不大一样。

治风寒感冒就得吃发汗药或者推背。寒邪要经过大概要

▶ 现在孩子一发烧，扁桃体一肿大，人们就说"啊，感染了，发炎了，赶紧去打抗菌素"，这真是在害孩子。

▶ 我记得以前我的老师说过，如果你给家人看病，可以先观察两天，只要不出生命危险。

六个阶段，才能达到人的心。而热邪先到肺，接下来是心胞，然后就到心了。

大家可以用这些简单的物理方法，先去帮助孩子退烧。

风寒感冒和风热感冒的判断方法

梁冬：那怎么判断病人患的是寒邪还是热邪呢？

徐文兵：望、闻、问、切。还有一个诀窍，患寒邪的人一般会表现为发烧、怕冷，一边烧得厉害，一边还要裹被子，打寒战，门口稍微漏点风都难受。那患热邪的人是什么表现？袒胸、踢被子。所以说，同样是发烧，一个自己要盖被子，一个要蹬被子，这大概是最简单的区分方法。

梁冬：我觉得，已做妈妈、爸爸的朋友可以把它记下来。有些时候，特别是晚上小朋友发起烧来真的很可怕。如果父母在家能采取一些措施救急，那真是无量寿佛的一件事情。

徐文兵：现在，很多人在孩子或自己生病的时候，处于一种极度无助的状态。他们这时候首先考虑怎么能让自己没有心理负担。什么叫没有心理负担？就是不被别人谴责。

顺着这个思路推理下去，对家长来说，孩子发烧了，赶紧送到某某医院，然后挂上吊瓶。潜意识里告诉自己，大家都这么做，即使孩子治不好，我心里也没有负担。但如果孩子发烧了，家长用中医的方法去治，治好了谁也不说，可治坏了呢，中医大夫就成了千古罪人。所以，大家都是采用前一种不担责任的方法给孩子治病。

梁冬：用的是在单位里的那套处事模式。

徐文兵：对。所以说，我们做中医传播，其实是帮助大家重新建立一个价值观。

▶ 同样是发烧，如何分辨病人受的是寒邪还是热邪呢？一个自己要盖被子，一个要蹬被子，这大概是最简单的区分方法。

4.《伤寒论》里的方子，个个都有大用

"秋天里得了一场温病"

徐文兵：中医治疗感冒效果是最好的，而且没有副作用。我小时候每次发烧、感冒，最后都是用中医治好的，没用过一次西药。因为我有一位做中医的母亲。可是现在的人呢，孩子感冒、发烧，马上就送医院输液，这样做其实对孩子不好。

我上中医药大学的时候，伤寒教研室有位老师姓裴，叫裴永清，这位老师给孩子看病，哪怕是发高烧，用药从来没超过三付。往往都是吃半付药，孩子的烧就退了。

当时我们这些学生觉得，啊，原来中医能治感冒。裴老师听了很生气，说："《伤寒论》治什么呀？不就是这些突发的伤寒急症吗？"后来，我们跟老师抄方，又亲眼看着那些孩子快速退烧，对中医满心信服。

中医是能治急症的，包括急腹症、急性阑尾炎。1976年秋天，我11岁，得了一次高烧，以前我妈给我用点小药就好了，但是那次用什么药都不灵，最后烧得我开始昏迷、说胡话了。热一般在肺、心胞，要是热到神昏谵（zhān）语，就是说胡话，这说明已经烧到心，影响心神了。

当时我妈也慌了。为什么说医不自治？医生给别人下药狠着呢，对自己和家人心态不一样！

梁冬：掺杂了个人情感啊！我认识那些易经大师给自己

> ◀ 中医治疗感冒效果是最好的，而且没有副作用。我小时候每次发烧、感冒，最后都是用中医治好的，没用过一次西药。

> ◀ 中医是能治急症的，包括急腹症、急性阑尾炎。

算命没一个算得准的。

徐文兵：对，我们说"医者，意也"，"意"需要冷静的思考。如果医生是给自己的父母或者亲近的人看病，一动心，就容易出问题。

▶ 如果医生是给自己的父母或者亲近的人看病，一动心，就容易出问题。

没办法，我妈把我带到了医院。西医大夫说，是脑膜炎要抽脑脊液，我妈一听害怕了，不让抽，还是把我抱回家了。后来，我妈请动了她的一个师兄。我妈的师父是马衡枢先生，她的师兄就是师父的儿子——马小奎，他深得父亲的真传，来看了我以后，你猜他说了句什么？

梁冬：没事，等等就好了。

徐文兵：没有。他说："你是秋天得了一场温病。"温病一般是春天才得，而我是在深秋得的。然后，他给我配了两付中药，吃完我就开始打喷嚏，我妈一听我打喷嚏，高兴得跳了起来，接着烧一退我就醒了。

说起这事儿，至今还心有余悸。你知道我当时烧到什么程度吗？

梁冬：烧到自己做了多少坏事全讲了，是吧？人生病的时候，就跟做梦一样，是不是有某种特殊的心理啊？

徐文兵：对！人病得特别重的时候，会做一些奇奇怪怪的梦。当然，这跟封建迷信无关，而是病人精神恍惚的心理现象！

别轻易去扼杀男孩的阳气

▶ 其实，男孩到12岁左右都会有一次高烧，老百姓叫"换脑子"，如果孩子的烧顺利退了，就离成人近了一步！

徐文兵：其实，大多数男孩到12岁左右都会有一次高烧，老百姓叫"换脑子"，如果孩子的烧顺利退了，就离成人近了一步！男孩子的变声期、身体的其他发育也可能会出现这样的一些症状。

但现在很多家长没有经验，或者说一碰到这个事就慌，用一些误治法压制热，不让孩子体内的热散出来，这样容易伤到孩子的阳气。可以说，男人的阳气大多都被扼杀在 12 岁左右。

现在中国的爷们越来越少，娘娘腔越来越多，为什么？追到根上，就是因为 12 岁时烧没发好！

我的一个大学同学到美国生活，她儿子也是在 12 岁左右发烧。她当时没有什么医疗保险，吓坏了，于是给我打长途电话。她告诉我说，孩子烧得直说胡话，说什么"妈妈我走了，妈妈我走了！"吓得她魂不附体。

我一听她说完，就给她讲我小时候发烧的经历。我说："华盛顿 Seven Street（第七大街）有个 Chinatown（唐人街），那儿有很多中药店，你就按这个方子去抓。我估计你儿子跟我小时候差不多，也是秋天得了一场温病，把温热邪气散出来就没事了。"

后来，这个孩子吃了中药，烧退了。有趣的是，他烧退以后性情大变，以前爱玩游戏，打电游没完没了。烧完以后，变得喜欢学习了。而且，他本来是半路出家学的英语，可后来他用英语写的作文在全是美国孩子的班上，居然得了"A+"。

前段时间他回来探亲，我一看他一米八多，比我都高。我说："好啊，烧出来了。幸亏你妈妈当时没有医疗保险。这要是有医疗保险，把你送到医院，冷水一输，寒药一用，烧是没了，但是人就'蔫儿'了，就被打痿了。"

梁冬：徐老师，这个药方一定要好好保存。

徐文兵：这个方子《伤寒论》上有，《温病条辨》上也有。

◀ 现在中国的爷们越来越少，娘娘腔越来越多，为什么？追到根上，就是因为 12 岁时烧没发好！

《温病条辨》上把这种症状叫"热入心胞",就是说热邪已经攻到人的心里面,突破心胞了,而清宫汤就是透邪外出的。一遇到病人手脚冰凉的情况,还可以把热邪通过手指尖给散出去。

如果病人受的是寒邪,也就是说他的阳气不足以抗衡寒邪,以至于全身寒凉,先是指尖凉,然后手凉、胳膊肘凉……在《伤寒论》里有专门治疗这种厥证的四逆汤、通脉四逆汤、白通汤,里面用的全是大热的药。

要注意的是,上面这些汤药必须要在医生的指导下服用。

总的来说,厥有几种可能,受了热会有厥、受了寒也会厥、食杂而不劳会厥、吃饱了撑了也会厥,所以我们要根据不同的症状来调理。

▶ 总的来说,厥有几种可能,受了热会有厥、受了寒也会厥、食杂而不劳会厥、吃饱了撑了也会厥,所以我们要根据不同的症状来调理。

5. 《伤寒论》研究的是外邪把人伤在哪儿

寒热病有哪几种症状

徐文兵："中央者……其病多痿厥寒热"，这个寒热呢，其实是《神农本草经》里常提到的，人体出现恶寒和发热。寒热属于外感病，病患不是发烧就是发冷。

还有一种情况，如果邪气在少阳，叫往来寒热。它的症状比"打摆子"要轻一点，患者一会儿冷一会儿热，还有的人左半身冷，右半身热，这都是少阳证。打个比方，如果把身体比作一道门，那邪气就处在进来的"门轴"上，当你正气足的时候，它在门外面，你正气稍微一弱，它就探头探脑进来了。这一症状叫往来寒热，心烦喜呕。

还有一种寒热就是疟疾了，我们平常叫它"打摆子"。被疟原虫感染以后，人就"打摆子"，热的时候可以烧到40度，冷的时候又像在冰窖里。这是更为严重的寒热证。

住在海边的东方人老吃鱼、盐，容易热中，出现痈疡；住在北方的人呢，喝牛奶，地势冰彻，容易臟寒而生满病。偏偏是生活在中原地区的人，得病不那么明显，而是左右逢源，热病也得，寒病也得，所以叫"杂病"。

梁冬：《伤寒杂病论》为什么全称叫"伤寒杂病论"，是有一定原因的，其实伤寒和杂病是两回事。但我听过一种说法，说伤寒就是发热，发热的病叫伤寒，不发热的病叫杂病，

◀ 打个比方，如果把身体比作一道门，那邪气就处在进来的"门轴"上，当你正气足的时候，它在门外面，你正气稍微一弱，它就探头探脑进来了。

◀ 偏偏是生活在中原地区的人，得病不那么明显，而是左右逢源，热病也得，寒病也得，所以叫"杂病"。

如果把身体比作一道门，那邪气就处在进来的『门轴』上，当你正气足的时候，它在门外面，你正气稍微一弱，它就探头探脑进来了。

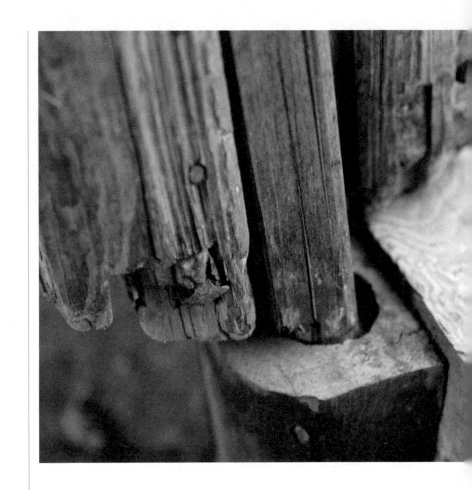

有这个意思吗？

徐文兵：这是一种解释，而我说的也是一家之言。

《伤寒杂病论》是张仲景写的，他原名张机，字仲景，是河南南阳人。我非常景仰张仲景先生，1986年的时候曾经去南阳参观过他的祠墓。你看这个《伤寒杂病论》的"伤"，什么叫伤？

梁冬：什么叫伤？哈哈，问题就在这里，人们往往经不起问问题，熟悉的事情一问，马上就感觉陌生了。

徐文兵：这就跟我们写字似的，包括写自己名字，写着写着就不禁会反问，还是这个字吗？

其实，这个"伤"有它特定的含义。古人对于文字比较讲究，不像我们现在这样"胡说八道"。古人把表皮破损叫"伤"。那什么叫疮？就是说伤到肉里了。伤到筋了呢，叫断；伤到骨了呢，叫折；如果筋和骨都断了，叫绝。

我们经常说断绝关系，最亲密的关系在古人看来就是姑舅亲、辈辈亲。俗话说："打断骨头连着筋"，骨头折了，筋没断。如果打得筋骨都断了，这叫绝了。

为什么古代把"伤"分得这么清楚？因为古代是法家治国，量刑时有个问题：看你受的是轻伤还是重伤，伤到哪种程度了，中医会视情况治疗。所以说，《伤寒论》研究的是外邪把人伤在哪儿。

如果邪气入侵的是表皮，那说明受的是什么邪呢？寒邪！外感邪气从表皮进到身体里面，大多都是寒气。而且，伤寒还有个特点，寒到最后皮肤会出斑，也就是说在皮下出现淤血，青一块紫一块的。所以，如果说这伤是"皮曰伤"，且受的又是寒气，那就叫伤寒。

后人把《伤寒杂病论》分成了两个部分：一个是《伤寒论》，专门论述伤寒的；另一个就是《金匮要略》，专门讲杂病的，包括人们怎么因为食杂而不劳患上五脏六腑病，如何分别去调治。但如果一个人患的是因饮食劳碌、五劳七伤导致的杂病，那么用《金匮要略》里的方子就完全行不通。

总的来说，《伤寒论》之所以诞生在中原地区，与当地居民"食杂而不劳，病多痿厥寒热"有直接的关系。

梁冬：现在这么多的人吃水煮鱼、香辣蟹，"食杂而不劳"，将来中国的肛肠科医生一定会成为全世界最好的，哈哈！

◀ 古人把表皮破损叫"伤"。那什么叫疮？就是说伤到肉里了。伤到筋了呢，叫断；伤到骨了呢，叫折；如果筋和骨都断了，叫绝。

◀ 俗话说："打断骨头连着筋"，骨头折了，筋没断。如果打得筋骨都断了，这叫绝了。

同样是外感病，要用不同方子治

徐文兵：《伤寒杂病论》是专门治疗寒热证的。但张仲景撰写《伤寒杂病论》时，里边用了很多方言，都是河南话。河南人说好，不说"好"，说"中（zhòng）"，发第四声。所以，书里有很多"桂枝不中（不好）与之也"这样的话，带有很强的地域特色。

现在要是碰到这种外感病，我建议大家要因势利导，先看邪气是从哪儿来的，然后寒证用热治，热证用寒治，分门别类地去治疗。

我们都知道，《伤寒杂病论》撰写于东汉末年，这个年代战乱比较频繁，就像曹操的诗中所写的那样"白骨露于野，千里无鸡鸣。"这种情况下，人们得伤寒证居多。而到了清末时期，人们生活比较富足，这时热证比寒证多，所以诞生了另外一门学派——温病学派。

温病学派发现，同样是发烧，用《伤寒论》里那些麻黄、附子、细辛、桂枝等热药来治病，反而越治越坏。继续探究原因，发现这种病其实是人们营养过剩造成的。人体内聚集的能量太多，就容易跟外面的温热邪气相感得病，再用那些热药的话，等于火上浇油。

▶ 温病学派发现，同样是发烧，用《伤寒论》里那些麻黄、附子、细辛、桂枝等热药来治病，反而越治越坏。继续探究原因，发现这种病其实是人们营养过剩造成的。

所以，温病学派诞生的地方，就是现在最富庶的江浙地区——江苏、浙江。温病学派出的几个大师，吴鞠通、叶天士、薛生白（薛雪）等都是江南一带出来的名医。他们用的那些药都比较清灵，药性偏凉，比如连翘、桑叶、菊花等。

如果是外感疾病，那么一定要先判断患者受的是寒邪还是热邪、湿邪。

《黄帝内经》上说，"中央者，其地平以湿"。什么叫湿邪？一个是外面空气潮湿，再一个就是处于这种地势低下的地方，湿性容易下流。

举个例子，"湿"就像家里洗碗池上那些去不掉的油腻、污浊。造成这种湿邪的原因，是因为人身体里有过多的营养物质，而它们又没有被很好地消化，堵塞在身体的各个部位，造成黏腻和不爽的感觉。

"湿性重浊黏腻"。很多人问，我的头不是疼，也不是痛，而是像蒙着个东西似的不清不楚，那是什么病？中医把这种症状叫"头重如裹"，就好比有个人一大早起来，眼睛是糊着的。我有个病人甚至这样形容："我每天早晨得拿清水洗，眼睛才能睁开。"这是"富营养化"造成的，所以从人的身体里渗出来的东西都这么黏、这么腻。

湿邪最大的体现在人的舌头上。如果你早晨起来洗漱照镜子，一伸舌头发现有厚厚的一层舌苔，那很有可能是湿气缠身了。

要是一个人平时不太劳动，加上体内有这种湿气，外面再有点风吹草动，肯定就病了。所以说，预防各种流感最好的方法，是先把身体的内环境清理干净。这样的话即便受了外邪的感染，由于自身免疫力（正气）比较足，发烧三四天也就没事了。而且，从此之后永久免疫，再也不会得这个病。

◁ 举个例子，"湿"就像家里洗碗池上那些去不掉的油腻、污浊。

◁ 湿邪最大的体现在人的舌头上。如果你早晨起来洗漱照镜子，一伸舌头发现有厚厚的一层舌苔，那很有可能是湿气缠身了。

6. "其治宜导引按跷"

现代人最好的保健之法：引导按跷

"吃得好，又不太劳动"应该如何保养

▶"痿厥寒热"是现代人由于吃东西太好，又不太劳动造成的，那么如何调治呢?

徐文兵："痿厥寒热"是现代人由于吃东西太好，又不太劳动造成的，那么如何调治呢?

梁冬：《黄帝内经》上有一句话，"其治宜导引按跷"。这个"导引按跷"肯定是个好东西，要怎么用呢?

徐文兵：我们来回顾一下以前学的东南西北各个地方的人容易得什么病，怎么治。

东方人吃鱼、吃盐太多，"鱼生火，肉生痰"，鱼肉属于高蛋白营养的食物，多余的热邪或盐分会从人的皮肤散出来，所以东方人腠理比较疏松。万一热邪或盐分散得不及时，就会在皮肤表面形成"痈疡（yōng yáng）"，就是我们常说的脓头、火疖子。这种症状治宜砭石，切开痈疡，引流排脓，把热毒、热邪、脓血排出去就好了。

南方人腠理疏松，湿气比较大，容易得挛痹，就是身体收缩得过于厉害。那么，用针刺的方法治疗。北方人"吃乳食，居野处，天地闭藏者也"，且气温比较低，所以容易"脏寒而生满病"，用的是艾灸的方法。

西方人皮糙肉厚，脏腑容易出现问题，因此"治宜毒药"，就是现在的中药。

中原地区的人，食杂而不劳，容易出现痿厥寒热这些病

症，最有效的治疗方法就是导、引、按、跷。

所以，很多朋友一说看中医，就觉得一定要吃药，其实不是这样的。中医治法有很多，"异法方宜"，就是说治病的时候要想着因时、因地、因人治宜，选择最适合、最好的方法。

"导引"就是还原人的天性

梁冬：那"导、引、按、跷"到底有什么区别呢？

徐文兵：这就要提起导引的源流了。庄子有一句话，"熊经鸟伸，为寿而已矣"，意思是说古代人模仿狗熊、鸟等动物的一些特殊的姿势去运动——其实就是做导引，目的是为了让自己长寿。

到了汉末，出现了另一位跟张仲景同时代的名医——华佗，他是安徽亳州人。安徽跟河南是挨着的，安徽在淮河这边，河南在淮河那边。华佗当时说过一句很著名的话，"人体欲得劳动"，就是说，人只要是活着，就应该是动的。下边还有一句，"但不得使极耳"，但不要动得过头儿，这才符合人的天性。

接着，华佗又说，"流水不腐"，流动的水才不会腐烂发臭。但现在来看，根本不可能。首先，我们的江河湖海早已富营养化，这就导致了河道的淤塞、壅滞。再一个，俗话说："问渠哪得清如许，为有源头活水来。"现在河水早就不清了，为什么？源头被掐了。像城市里搞的"定时放水"，完全违反了自然之道。

前段时间，我和学生去浙江天目山采药，路过杭州坐了会儿船。我发现杭州的水明显比前几年清亮多了。当地人很自豪地说："我们引了新安江的水。"新安江上边就是千岛湖，那儿的水很清，农夫山泉就是那里出产的。

◀ 庄子有一句话，"熊经鸟伸，为寿而已矣"，意思是说古代人模仿狗熊、鸟等动物的一些特殊的姿势去运动——其实就是做导引，目的是为了让自己长寿。

五禽戏就
是模仿五种动
物的姿势去运
动。这五种动
物分别是：虎、
鹿、熊、猿、鸟
（鹤）。武打小说
里提到的虎拳、
鹤拳、形意拳，
其实就是从这里
边划分出来的。

如今，杭州人定时把新安江的水引到西湖来，然后定时排走。所以，西湖有源头活水，就不会产生腐朽、肮脏的东西。

华佗说的"流水不腐"，这个流水就相当于人体的气血。只有气血流动起来，身体才不会产生壅塞或者淤滞，也就是那些腐败的东西。接下来，华佗说"户枢（shū）不蠹"，这是什么意思呢？户枢的"枢"就是中枢神经的"枢"，"户"是门，意思是说，门扇可能被虫子蛀，但门轴永远不会有虫子啃它、咬它，因为开门、关门，门轴老在动，虫子刚一探头就被挤死了。

根据这套养生的理论，华佗发明了一套导引之术，就是传说中的"五禽戏"，跟庄子说的"熊经鸟伸"是一样的原理。

流动的水才不会腐烂发臭，人也是一样，只要活着，就要运动。

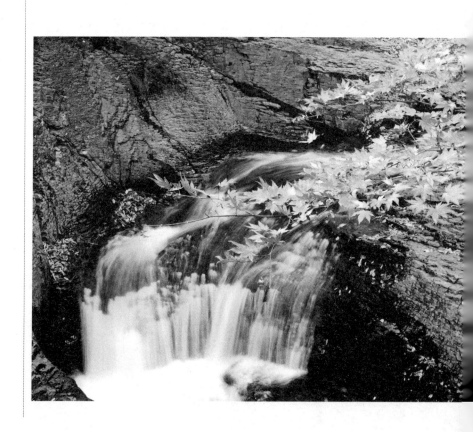

五禽戏就是模仿五种动物的姿势去运动。这五种动物分别是：虎、鹿、熊、猿、鸟（鹤）。武打小说里提到的虎拳、鹤拳、形意拳，其实就是从这里边划分出来的。

练好五禽戏，100岁时还跟青壮年似的

徐文兵：五禽戏是华佗保持长寿的一个秘诀，也是最好的导引方法。当年，人们形容华佗是"年且百岁，犹有壮容"，快一百岁了，还跟青壮年一个模样，如果不是被曹操给杀了，他其实是很长寿的一个人。华佗的弟子吴普活到了九十多岁，也是练的五禽戏。吴普说，当你觉得不舒服，快感冒的时候，就按照五禽戏比划一番，微微出点儿汗就好了。

此后，张三丰发明了太极拳，岳飞发明了形意拳。形意拳原来叫心意拳，曾经很隐蔽地在山西一带流传。山西人是晋商嘛，都爱请看家护院的人。河北有个人叫李洛能，他去做护院师傅时学会了这套形意拳，回河北以后，把形意拳发扬光大了。

所有的这些拳法，形意拳也好，太极拳也好，里面都保留了五禽戏的很多精髓。比如说，白鹤亮翅、野马分鬃、白虎掏心，这些东西都是跟华佗学来的。

◁ 五禽戏是华佗保持长寿的一个秘诀，也是最好的导引方法。

7. 为什么要跟动物学养生

徐文兵：有的人可能会问：你为什么要跟动物学，干吗不练点广播体操啊？意思是说，中国古代所谓的内家拳和现代的广播体操到底有什么区别？或者说，做导引，引的是什么？导的是什么？

梁冬：我觉得，应该就是气吧，对不对？

徐文兵：高人，高人！什么叫气？我学医很多年，有一段时间对这个问题也搞不明白。在1996年以前，我会说："气是个概念。"就像我们说"一加一等于二"一样，"气"代表的是一种抽象的概念。那时的我，否认"气"是一种客观存在。

直到1997年，我到美国讲学，碰到恩人——周稔丰老先生。他没用针，也没用药，用他的一双手治好了我的病。

梁冬：葵花点穴手？

徐文兵：对，就是点穴手，我疼得眼泪哗哗地流。男人不是哭，是泣。哭和泣有什么区别？哭是出声的，而泣不成声，干流泪，不出声。

梁冬：《易经》里有个"泣血涟如"。

徐文兵：虽然那时我眼泪直流，但是心里特别高兴。为什么？这么多年来，终于有个人发现了我的问题，而且帮我解决了。

在美国那会儿，我深深体会到了什么叫气，周老先生的手一碰我，我就有一种触电的感觉。更为奇妙的是，周老先生给我点完穴，第二天我的右脚涌泉穴那儿长出了红疹，破了以后，流黄水儿，原来在我胸部、心口的脏东西，被周老先生导引出来了。这就是从无形到有形的变化。

自此之后，我才真正相信这个世界上是有气的。所以，很多人说不相信气的存在，可以理解，因为他们没有碰到可以相信的人。

我学中医那么多年，在没碰到周老先生之前，也不相信什么是气。

◐ 我学中医那么多年，在没碰到周老先生之前，也不相信什么是气。

动物身上先天纯真的东西比人多

徐文兵：就这样，我跟周老先生的缘分结了下来。周老先生每天早晨起来，都要练五禽戏。中国很多失传的民间功夫，如八段锦、易筋经、太极拳、五禽戏等，他都亲手整理成书。周老先生是天津的十大藏书家之一，藏书、阅书无数。

梁冬：所以，大家抓紧时间百度一下周稔丰老先生，好好了解下。

徐文兵：在美国，我跟周稔丰老先生学了两套东西。第一套，就是五禽戏！

梁冬：您会五禽戏呀？

徐文兵：那是当然！而且，周老先生很详细地告诉我，练哪一式，容易通哪门的气，以及会造成什么样的副作用。

比如说，熊式，强的是肾，但容易伤心，水（肾）伤火（心）嘛！所以，常练熊式的人容易在心下巨阙穴、膻中穴那儿形成一种郁结，而且不好化解。所以说，五禽戏不能随便练。

顺便插句话，太极拳也不能随便练。现在一说养生、长寿，大家就练太极拳。我说："你要没有好的老师指点，别瞎练！"因为练拳导引的是气，要是引气不当，反而伤身。

◐ 周老先生每天早晨起来，都要练五禽戏。中国很多失传的民间功夫，如八段锦、易筋经、太极拳、五禽戏等，他都亲手整理成书。

我刚才提到一个问题，广播体操与太极拳、五禽戏有什么区别？体操抬左手、抬右手，用的是意，就是后天的意识，指挥的是身上的随意肌。但我们身体还有不随意肌，特别是胃肠道，包括内脏，全是不随意肌，那怎么让它们动？你说，胃蠕动、心跳慢点、肛门放个屁，可身体不听你的呀！

这些不随意肌受的是另一套系统指挥，那么，怎么去影响这套系统来达到锻炼五脏六腑的目的呢？这就是内家拳的功夫所在！

为什么我们要学动物？动物是浑然天成的，它们不像我们人类后天意识那么强。动物也有意识，但是它们保存的先天纯真的东西比较多。我们模仿它们的形，就会得到它们的气，得到它们的气，就可以通到神，然后间接影响内脏的运动。这就是我们练虎形、熊形、鹤形等不同的形，调节不同脏腑的原因。

梁冬：练五禽戏的时候，真的要在地上趴来趴去的吗？

徐文兵：当然了！

梁冬：唉哟！

徐文兵：比如说练猿戏，我们说心猿意马，练猿护的是心。大猩猩有个招牌动作——捶胸。捶胸捶的是哪个穴？膻中穴。大猩猩学过中医吗？没有。是先天的本能告诉它，发怒、不高兴的时候，捶那儿很舒服。我们跟大猩猩学习，心情不愉快的时候捶一捶胸，心情肯定舒服许多。

中医讲究的是道法自然，说到底，就是把天赋给我们又被后天意识蒙蔽的东西，彻底恢复出来。

▶ 为什么我们要学动物？动物是浑然天成的，它们不像我们人类，后天意识那么强。动物也有意识，但是它们保存的先天纯真的东西比较多。我们模仿它们的形，就会得到它们的气，得到它们的气，就可以通到神，然后间接影响内脏的运动。

▶ 我们跟大猩猩学习，心情不愉快的时候捶一捶胸，心情肯定舒服许多。

人体内的邪气是什么形状

徐文兵：周老先生传授我的第二套绝学，就是点穴治病，叫"怎么摸病气"。

病气怎么摸呢？打个比方，生病了你先摸肚子，寒热温凉都会有感觉，除此之外，你还能摸出邪气的感觉，邪气也有形状的。邪气是什么形状呢？有时候像条鱼，有时候像个蝌蚪。它还有"眼睛"，而且它的"眼"是邪气最毒的地方，也是凝聚力最大的一个点。

考你个问题，如果你是大夫，来了病人，你先怎么办？

梁冬：找到他病气的气眼。

徐文兵：不是。你要先问人家，家庭承受能力如何，他是穷人还是富人？

梁冬：公费医疗还是自费？哈哈！

徐文兵：为什么要这么问？这倒不是钱的问题。穷人没钱，会回答说"我不怕疼，你一次给我搞定。"就像周老先生给我治病，一次搞定。而富人呢，身体比较弱，筋骨比较软，你要是一次给人家弄得太疼了，不仅本身的病没治好，还会添病。

所以，咱给穷人治病，就可以一下逮住气眼，把它戳破。怎么戳？如果点穴功夫好，就用手，如果点穴功夫稍微弱点，就用针。"咻（xiū）"地一下扎开眼，病人感觉巨痛，但是邪气立马四分五裂，一下就散开了。就像我当初的反应，第二天头上生疮，脚底下流脓，坏透了。

如果是一个身子骨比较弱的病人，那就先去病气的手足，再去其胸腹，最后掐掉它的头颅，一点儿一点儿地治。

这就是摸病气、治病气的一套方法。而用它的前提是什

> ◀ 邪气是什么形状呢？有时候像条鱼，有时候像个蝌蚪。它还有"眼睛"，而且它的"眼"是邪气最毒的地方，也是凝聚力最大的一个点。

么？你得先去练功夫，通过导和引把自身的气血疏通了，意到气到。也就是说，你要做到想把气引到哪儿，气就跟随你走，这就是沟通了自己先天和后天的心和意。这时候，你才能做一名合格的医生。

周老先生教我的时候，我问他："我什么时候能给人看病？"当时我已经是大夫了，但周老先生说："两年，你按我的方法去练两年。"我真的苦苦练了两年，周稔丰老先生1997年收我为徒，到了1999年，我才开办厚朴中医研究所，出山给人看病。

梁冬：徐老师分享自己的真实经历，说明一个问题：导引术不是简单的事。大家不要看到有的小姑娘说"我是按脚的"，就跑去按，其实里边功夫大了。

徐文兵：对。有些不专业的按摩师，除了治不好顾客的病，还可能把别的病带到顾客身上。

我有一个患僵直性脊柱炎的病人，已经给他调理三四次了，他的症状一步一步地好转。那个人寒得堪称寒入骨髓，所以得的是脊髓方面的病。比如说白血病、股骨头坏死，其实都是寒入骨髓，小脑萎缩导致的。

当时我带着一个学生，就教他观察这个病人的邪气所在。这个病人的邪气主要聚集在肝下，就是右肋下边。而且，他有一个点巨寒，一摁就疼，然后惨叫，恨不得把房顶都震翻。

梁冬：恨不得把拖鞋咬烂！

徐文兵：我告诉学生，这个病点在那儿。

这个学生是厚朴一期的学员，刚开始学中医，他已经也看过一个寒证的病人，仅仅用手摸了一下，他的大拇指就疼了足足有10分钟，那时他对寒证就有点警惕了。这次，我指着病点让这个学生去摸，他不敢，只拿手背碰了一下。我有

▶ 沟通了自己先天和后天的心和意。这时候，你才能做一名合格的医生。

点不高兴，就特意又摁了一下病点，说："在这儿呢！"摁完以后，你猜怎么着？

梁冬：你当时就打喷嚏了吧？

徐文兵：对，中招了！当时我就开始打喷嚏，然后流鼻涕，流了大概有20分钟。

梁冬：看来，你还是很敏感的。

徐文兵：不是敏感，而是我当时动心了，我的学生不敢摸，而我又特别想让他摸，就有点生气。人一生气，心神一动，就容易中招。所以说"医者意也。"要是当时我理性一些，就不会中招。

梁冬：这是佛家讲的"诸漏皆苦"。

徐文兵：学生看到我打喷嚏，说："哎呀，真不敢相信！真是寒气啊！"我说："你不敢相信？我碰到的这种事多了。"

梁冬：所以，不仅病毒性感冒能通过空气传染，其实很多东西都可以，可以通过病气传染。

徐文兵：关键是气氛！

梁冬：对，罗曼蒂克的气氛，也可以传染人嘛。

徐文兵：像死气沉沉、杀气腾腾、英气逼人……这些都能传染。上帝造人，其实每个人都生而神灵（具有生而知之的天才），可惜后来都被蒙蔽了。

话说回来，给别人做导引按跷，你本身一定得有足够的气。不然，你不仅感觉不到病人的邪气，甚至你的手比病人身体还凉，反倒要让病人暖和你。只有把自己的气练足之后，你才能再通过导和引把气引到有病的地方，或者引到它该去的地方。

◀ 像死气沉沉、杀气腾腾、英气逼人……这些都能传染。上帝造人，其实每个人都生而神灵（具有生而知之的天才），可惜后来都被蒙蔽了。

8. 男人为什么会得前列腺炎
——"冷水、油腻把下水道堵了"

徐文兵：昨天我在家休息，厨房的洗碗池堵了，老婆抱怨，说："怎么回事？"

我一看，没完全堵死，要是存一盆子水，一两个小时也能渗下去。这件事完全可以去找物业修，但我喜欢动手，就在那儿琢磨，它为什么会堵。

这就像一个病人，他出现尿不出来的症状，但还能滴滴答答地漏出来，一两个小时也能漏完。

为什么下水道会堵呢？

首先分析，下水道有滤网，很细密的那种钢丝滤网，所以不会是被大块的东西堵住了，没有必要去请物业拿疏通下水管道的机器来修。这就相当于我判断病人的前列腺没有长肿瘤，排除有形的、硬的东西存在的可能性。

接着再分析，水池子里结有油腻污垢，最近天凉了，再加上洗碗的时候水龙头一般先出凉水，把饭菜的油污冲进去，经过滤网时就容易慢慢腻在那儿。这就像北京人说的，你真腻啊！

油污一点点腻在滤网上，慢慢地排水管道的孔径就缩小了，最后被糊住了。但没有全糊，还有个小口，污水还能一点点往下渗，但是很痛快地排泄就不可能。

所以，我得出的判断就是：第一，水温低了；第二，油腻太多了。那怎么办呢？我烧了一锅热开水，然后弄了半袋洗衣粉，咱不是清洁嘛，一块儿倒进去。

泡了一会，没动静。我又到外面集贸市场买了个揣子，就是厕所堵了用来通的那个东西，因为不能直接拿厕所那个揣子来通洗碗池啊。我想，水管那里肯定是不通气儿了，所以当我用揣子用力揣了几下后，水"哗"一下就流下去了。

梁冬：你是火神派呀，哈哈！

徐文兵：现在很多男人得前列腺病。怎么得的？第一，凉水喝多了，相当于洗碗池里老用冷水；第二，油腻吃多了。如果身体里又有凉水又有油腻，小杂质就会在身体的出口慢慢地聚集。时间一长，人就开始想尿尿却尿不出来，滴滴答答的。

那怎么治呢？第一，扶阳，给身体升温，多喝热水，少吃冷饮。第二，加"洗衣粉"。

梁冬：在中医里，"洗衣粉"是什么？

徐文兵：就是能化油腻的东西。比如说茶，内蒙人爱吃牛羊肉，所以人家喝砖茶解油腻。而我们呢，要喝热性的红茶。

中医有很多去油腻的药。古代人洗东西用皂角，中药里也有一味叫"皂角刺"的药，喝起来跟肥皂水差不多。还有苍术、橘络、丝瓜络等，都是化湿去油腻的。

吃药这个过程，就相当于往水里加洗衣粉。最重要的一点是要补气，调呼吸，相当于用揣子揣气，让气达到病位。我们采用腹式呼吸，气压就会到下面，这么不断地"吸—呼—吸—呼"，"嚓"一下，病灶就被冲开了。

梁冬：太精彩了！推而广之，什么心肌梗塞、脑血栓，本质都是一样的。

徐文兵：对，这些病的成因本质上都一样，一是体温低，现在很多人形寒饮冷，整天用冰箱、空调，喝冷饮、喝性质阴寒的牛奶；二是吃油腻的东西，就像是不仅下水道堵

◀ 中医有很多去油腻的药。古代人洗东西用皂角，中药里也有一味叫"皂角刺"的药，喝起来跟肥皂水差不多。还有苍术、橘络、丝瓜络等，都是化湿去油腻的。

人 的 心 情，大多跟身体有关，而身体呢，又跟外界有关系，跟江河湖海都有关系。我的朋友刘杰大夫说过一句话：很多人便秘跟他们家抽水马桶堵了都有关系。

了，而且洗碗池里满是油腻。那景象我真觉得恶心，看到都不想吃饭。

等你把"下水道"洗干净以后，身体就觉得清爽。再洗到那个"钢丝圈"泛出亮光的时候，你就觉得，哎哟，真爽！这种去掉油腻的感觉就是爽！

人的心情，大多跟身体有关，而身体呢，又跟外界有关系，跟江河湖海都有关系。我的朋友刘杰大夫说过一句话："很多人便秘跟他们家抽水马桶堵了都有关系。"

梁冬：嘿嘿，这就是传说中的天人相应吧？在风水学里，如果厕所在房间的正中间，人就容易患肾病。因为中为土，厕所又是水位。

徐文兵：古代四合院里，厕所建在在西南角。

梁冬：西南角，属金格往下一点点，可以化开水。

徐文兵：所以说，古人参透了天地与人身心的关系，然后通过处在不同的地势来调整人的身体，治疗疾病。而现代人对待疾病都是简单粗暴的，认为一个因导致一个果，其他因素都不考虑，其实我们的身体还是比较复杂的。

在风水学里，如果厕所在房间的正中间，人就容易患肾病。因为中为土，厕所又是水位。

人得病，说明没"用心"去关注某个臟腑

徐文兵：华佗发明的拳法为什么叫"五禽戏"呢？因为它对应的分别是人体五臟。人体哪个臟器有病，就把气引到哪，从而调治疾病。

其实，人得病，说明自身的神对身体的某个臟腑没关注到，意识到问题以后，如果能慢慢地把气血引到患病的部位，就能消除病邪。所以，很多人来找我治疗，本来不觉得自己有胃病的，却突然感到胃疼了。

华佗发明的拳法为什么叫"五禽戏"呢？因为它对应的分别是人体五臟。人体哪个臟器有病，就把气引到哪，从而调治疾病。

梁冬：他开始关注胃了嘛，一关注，气血就过去了。

徐文兵：上周我诊治了一位病人，一位得了极度抑郁症的女性。她来到我这儿，我就常规地按照针刺、点穴的方法给她治，她痛不可忍。更可怕的是，我上午给她点穴、针刺，她下午就给办公室打电话，说："疼得不行！"

我没有时间接她电话，就让助手告诉她："没事，正常反应，忍一忍，喝点热水或热敷一下都行。"但她不停地打电话来，可见实在疼得不行了。我说："那没办法，你去急诊室吧。"

她还真去急诊室了，后来她回来复诊，跟我说的第一句话就是："徐大夫，我生过孩子，但这比生孩子都疼。"我说："我没生过孩子，但我知道这有多疼。"她马上接着说："我上午来找您看的病，回去后疼得中午没吃饭，还把早晨吃的东西全吐了。到了医院以后，医生给我检查，看到我肚皮上有个淤青，我说是被中医按的，可医生一查，肝没破裂，脾也没破裂，怀疑是急性肠胃炎，就给我开了点止疼药。"

我问："那你回去之后怎么样？"她说："我睡了一个十几年来唯一的觉！"意思就是睡得很沉。我问她："你疼成这样，为什么又来找我看病？""明知山有虎，偏向虎山行。"她说："我告诉你，在找你之前，我觉得自己就在梦中。"经过剧痛的折磨，她觉得自己醒过来了，这就是导引。

为什么她会有这样的感觉？事实上，她原本处于一个焦灼、僵持的状态，甚至再进一步，她就可能抑郁自杀了。但是，她没有能力把体内的邪气赶走。这时候，突然来了一个蛮不讲理的徐大夫，放倒便按，放倒便刺，她就醒过来了。

对于这个病人，我没有用药，只是在导引按跷的基础上，加上针刺。

梁冬：那导和引，其中还有一点点不同吧？

▷ 事实上，她原本处于一个焦灼、僵持状态，甚至再进一步，她就可能抑郁自杀了。但是，她没有能力把体内的邪气赶走。这时候，突然来了一个混不讲理的徐大夫，放倒便按，放倒便刺，她就醒过来了。

徐文兵：我感觉呢，就像咱们刚才讲的向心和逆心的问题一样，从胸腹（心）往四肢叫"导"，从四肢回胸腹（心）叫"引"，具体咱们可以再研究。

但在古代，人们把五禽戏、太极拳、形意拳……所有这些中国的内家功都叫"导引"。马王堆出土的文物里有幅帛画，就是在丝绸上描的画，里面有各种导引的姿势。古人认为，通过摆出不同的形，就能够影响到身体里气的流向，从而影响到心气。

> ▶ 古人认为，通过摆出不同的形，就能够影响到身体里气的流向，从而影响到心气。

向生活投降是获得幸福的一个法门

徐文兵：我曾举过一个例子，捶胸顿足，"捶胸"是大猩猩的招牌动作，那"顿足"呢，其实是狗熊的一个姿势。顿足顿的是哪儿？不是脚掌，而是脚后跟，就是脚踵。

脚后跟属于肾经和膀胱经，它是鼓舞人肾气的。但是我们现代人呢，不顿足，还穿高跟鞋，脚后跟支楞起来，根本不把力顿到脚后跟上，而是顿到脚掌上。所以，为什么说现代人容易肾虚，跟平日里调的形有关系。

再一个，练导引讲究的是含胸拔背，现代人则是挺胸凹背。这种形也会影响人的气，继而影响到人的神。还有一个姿势，比如说，把两个手举起来，投降。投降摆的是什么姿势？实际上是把心经放松了。办公室里，经常看到有人把脚翘在办公桌上面，手举起来背到脑后，其实这是人最放松的姿势——无所谓，爱咋地咋地了。

但现代人有几个经常举手的？就连睡觉都不爱举手，生活得很紧张。小 baby 睡觉，两个手会扬起来，这表明他的心经是打开的。心经从腋下出来，到小拇指。如果这条经络不

> ▶ 我曾举过一个例子，捶胸顿足，"捶胸"是大猩猩的招牌动作，那"顿足"呢，其实是狗熊的一个姿势。顿足顿的是哪儿？不是脚掌，而是脚后跟，就是脚踵。

被堵塞的话，说明你是个想得开的人。如果你经常束手而立，垂手而站，说明你是一个心经闭锁的人。

梁冬：所以说，向生活投降，也是我们获得幸福的一个法门。

徐文兵：好多人说放不下，其实就是不愿意投降，还在那儿较劲，明知不可为而为之。有的人更是撞了南墙才回头，不见棺材不掉泪。

我碰到好多人撞了南墙，觉得自个儿头还不够硬，往后退两步，接着撞。像这样的人，就要学着做导引，把气引到它该去的地方。

穴位能不能让人产生"高潮"

徐文兵：做导引，我们就不得不提穴位。大家要记住，穴位是活的，绝对不是死的。为什么这样说？因为对身体来说，哪个地方有没有气，是不一定的。有的穴位取准了，但它那儿没有气，捅咕半天也没用。说句最俗的话，穴位是固定的，但能不能让人产生高潮的感觉，跟取穴准不准没有关系，而是看能不能把气引到那儿。

梁冬：嗯，这个例子很生动活泼。

徐文兵：所以说，现在好多人学取穴，都是买张图学，或者跟老师学，但这叫什么？刻舟求剑。

刻舟求剑，讲的是什么道理？"楚人有涉江者，其剑自舟中坠于水……"对于常人来说，剑从船上掉到水里了，肯定跳下去找。就像《卧虎藏龙》里章子怡从山崖上跳下去追剑一样，这才叫正确反应。但这哥们儿是什么？"遽契其舟"，他没跳下去，而是在船帮上刻个记号，等到对岸了，"从其所契

> 心经从腋下出来，到小拇指。如果这条经络不被堵塞的话，说明你是个想得开的人。如果你经常束手而立，垂手而站，说明你是一个心经闭锁的人。

> 好多人说放不下，其实就是不愿意投降，还在那儿较劲，明知不可为而为之。有的人更是撞了南墙才回头，不见棺材不掉泪。

> 说句最俗的话，穴位是固定的，但能不能让人产生高潮的感觉，跟取穴准不准没有关系，而是看能不能把气引到那儿。

者入水求之"。

这个故事,后人总结一句话叫"舟已行矣,而剑不行,求剑若此,不亦惑乎!"其实,人的气也是一样,气是流动的。

梁冬:哈哈,龙摆尾,气就像黄河一样嘛。

徐文兵:正因为如此,要是按照那种有形的,骨骼、肌肉解剖的位置来找穴,那找到的叫死穴。人的穴是活的,而导引就是把气引到穴位上去。

▶ 人的穴是活的,而导引就是把气引到穴位上去。

小孩子发高烧,手脚冰凉怎么治?先捋他的胳膊,捋热了,在指尖针刺、放血。如果不先做导引,直接给他扎针,会出现什么结果?指头扎不出血,扎烂了也没用。所以说,医者要想影响病人的身体,先要做导引,动他的气,然后再用其他的办法。

再举个例子,我们平时去做足底按摩,要先泡泡脚对不对?泡脚是为什么呢?把气引过来。先让脚热乎了,然后按摩师再给你捋捋腿,把气引下去,最后才按摩。

现在做足底按摩的大多是小姑娘,她们虽然热情周到,但如果不能把顾客的气引导到穴位上的话——白按!

▶ 真正给人治病的方法,是调动起人的气血和神明,让他自己解救自己。

梁冬:真正给人治病的方法,是调动起人的气血和神明,让他自己解救自己,对吧?

徐文兵:对呀!现在的医生说,是"我给你治好了病"。而名医扁鹊则说,"余非能生死人,因其自当生,余使之起尔",我并非能起死回生,是他自己存有生机,有自我恢复的能力,我只不过扶了病人一把。

▶ 中医治病的方法,除了祝由以外,最高境界是按蹻。

我个人认为,中医治病的方法,除了祝由以外,最高境界是按蹻。

梁冬:有道理!

9. "导"就是把气带到正路上

徐文兵：上次，我们特意说了导引，梁冬问我导和引有什么区别。我当时说了，引是向心，导是离心。其实，平常我们总说这些话，真正一问啥意思？不知道，回去还得琢磨。琢磨之后，我有了一个观点，跟大家分享。

我一直特别烦简化字，为什么？因为简化字搞得我们对汉字的起源、根源很模糊，导致出现一个问题，认字不识字——写出这个字认得，但啥意思，不知道！

繁体字"導"怎么写？上面是个"道"，底下是个"寸"。什么意思？一看我们就知道，"導"是指引你走正确方向。

梁冬：为什么是"寸"呢？

徐文兵："寸"是一步一步走，慢慢走的意思。

梁冬：呵呵。

徐文兵："導"上面是一个道。韩愈说："师者，传道受业解惑也"，第一位就告诉我们老师的作用是传道。

我们以前还讲过"道法术器"，现在很多人出门，只在乎车好不好，驾驶技术怎么样——关心术和器层面的问题，不关心方向。但如果方向错了的话，那些技术手段越高明，人离正确的目的地就越远。

所以说，导引就是让你的气血回到正路、正道上。

如果人病了，他的体内会出现什么问题？气血逆乱。本来营血（走在血管里的血）是从心脏搏出，经过动脉到末梢，然后再回流，这叫顺。但如果它逆了呢？血气就不那么走了，

◁ 我一直特别烦简化字，为什么？因为简化字搞得我们对汉字的起源、根源很模糊。

◁ 如果人病了，他的体内会出现什么问题？气血逆乱。

人就会出现手脚冰凉的情况。

我们在《四季调神大论》里讲过，"反顺为逆，是谓内格"，本来顺着的节奏，被人为的因素搞成逆乱的，身体自个跟自个打起来。在《上古天真论》里还讲了，会养生的人叫"气从以顺，各从其欲，皆得所愿"，只有气顺，人才会长寿。

碰到这种气逆的情况，医生需要做什么？把患者的气给捋顺了，这叫导，让气血由"大乱"变成"大治"。

我们身体的每一条经络都有它循行的路线，每条经都会"鸡往后刨，猪往前拱，各有各的道"。如果你走错了路，那就容易导致几条经打起来。

比如说足阳明胃经，本来它是从脸上下来，经过脖子，穿过乳头，然后往大腿下面外侧方走。但我经常看到病人的经气运行情况是什么？足厥阴肝经的经气往上顶，足阳明胃经的经气往下沉，然后互顶，打起来了，全身气血就乱了。

我临床上还见过这样的例子，冲脉和任脉本来是往上走的，但有些人的冲脉、任脉和边上的足阳明胃经绞在一块，也就是说，冲脉、任脉走着走着跑到胃经那条道上。打个比方，就是黄河经常出现的"龙摆尾"。

黄河泛滥，黄河乱流到底是什么情况呢？黄河和长江中间有个淮河，只要淮河一走乱，黄泛区的黄河就像抗日战争时期花园口被炸后一样，一下子跑到淮河，从淮河入海了。也就是说，黄河不走自己的道，跑到淮河来了。那么，怎么让黄河复位，这就需要导，让它回到正道上。

让气到位是"引"

梁冬：那什么是引呢？

▶ 我们身体的每一条经络都有它循行的路线，每条经都会"鸡往后刨，猪往前拱，各有各的道"。如果你走错了路，那就容易导致几条经打起来。

徐文兵：归位叫"导"，到位就叫"引"。气已经回到正道了，但是还没有达到正确的位置，那么就需要引。比如说，手三阴经的经气是从胸部走到手指，它没乱，但是气不够，就要借助外力一点一点把气引到手指末梢。具体来说，一个人原来手冰凉，或者手不温热，通过引，手暖和了，这就说明引到位了。

所以说，"导"是把气带到正路上，而让气到位则叫"引"，这俩字合起来叫又导又引，有没有道理？

梁冬：有道理！导和引这个问题，我问过另一位中医倪海厦老师，他跟你的解释几乎一样。他是这样讲的，"导"呢——就是让方向对，"引"呢——就是到那个点。

徐文兵：我非常敬仰倪海厦老师，我们前段时间也小聚了一下，倪老师很多观点都跟我、红叶老师不谋而合。

如何引出身体的"本我"

徐文兵：提到导引不得不说一个问题：谁把它归到这的，谁把它引到那个路上的？

我们现在常说，如果自己无能为力的话，就需要个医生，需要个导师……其实，以前演艺界拜师，也有引师、导师，还有督师、带师，相声里边叫"引保带"。

什么叫引师呢？就是说谁把你引荐给我的？那么多人，为什么咱们俩结缘了？为什么我要教你？引荐人很重要，相当于现在高校招生实行的实名推荐制，校长才可以推荐，他就叫引师。

还有个保师，他是干嘛的？

梁冬：保师对你犯的错负有连带责任。

◀ 归位叫"导"，到位就叫"引"。气已经回到正道了，但是还没有达到正确的位置，那么就需要引。

◀ 具体来说，一个人原来手冰凉，或者手不温热，通过引，手暖和了，这就说明引到位了。

徐文兵：这个保师的作用可不是这个。以前中医里将保师称为督师，就是监督的意思。一方面，我监督这个学生好好学。另外，我还要监督这个老师好好教，相当于教务处的角色。

还有一种叫"带师"。如果你拜的老师年事已高或者中间有什么变故，没有把你的学业教完，那么他会委派一个他认可的人继续带你的学业。

梁冬：我曾拜邓铁涛邓老为师，他指定广东省中医院副院长杨志明老师来指引我学习，这叫带师，带我入门。

徐文兵：我们平常学习，都希望有导师、引师、带师，来把我们带上正路，且带到位，这叫导引。那么，对身体来讲，谁来做这事？

梁冬：按摩师就是导引师吧？

徐文兵：导引和按跷区别就在这——导引是求医不如求己，按跷是求别人。

梁冬：一个是自求多福，一个是寻求外力。上次我只是随便问了一句，导引和按跷有什么区别，导和引又有什么区别，您这个回答算是让我比较信服的。

徐文兵：我上次也说到了，广播体操和传统中国功夫的区别在于：广播体操是用"意"，大脑指挥的是随意肌；而传统内家这些功法则包括了导引，做导引是忘我的，忘的是你后天灌输给自己的意识。

也就是说，做导引时你别动，别想动哪儿就动哪儿。把"我"忘了以后，谁出现了？

梁冬：本我！

徐文兵：对，本我，先天赋予你的本神出现了。它有什么用？其实，它就是我们伟大的导师，是上天赋予我们最正

▶ 导引和按跷区别就在这——导引是求医不如求己，按跷是求别人。

确的能量。这种先天的意识，能把我们全身逆乱的气血弄顺了，这叫"导"。

而且，当它在"导"的时候，也是在积蓄能量准备"引"。

站桩能助你清理杂念

徐文兵：比如说站桩，这是个蓄气的过程，实际上是为引气做准备。就好像三峡水库蓄水一样，蓄水的目的是为了发电，是为了把飞流直下的势变成气。

站桩也是一个清理内心杂念的过程。我们整天想着乱七八糟的事情，站桩时身体会不由自主地乱动，但站着站着，内心归于平静，归到忘我，有一种活在当下的感觉。这时候，"意"出来了，你的本我出来了。

俗话说，"不怕念起，就怕觉迟"。不要去管念头纷纷乱乱，灭一个起一个，别管它，慢慢地那个真正的力量、真正的信息，或者说真正的指引——带你走路的那个人就出现了。那个人一出现，首先他会拨乱反正，把你这么多年瞎折腾，搞得拧巴扭曲的经络气血慢慢扶正。

所以，站桩时，很多人会觉得身体有些地方突然有种酸麻胀痛感，或者发痒、发凉，还有的人站着站着不由自主要流眼泪……看起来有点不可理解，是吧？其实，这只是你的意识不可理解，但这是身体本我最真实的反应。

梁冬：我站桩的时候也老是流眼泪，想专门问一下，这是什么原因呢？

徐文兵：流眼泪的原因有两个：一个就是出寒气。流鼻涕、流眼泪，其实是身体排出寒气（寒性液体）的过程。

另外一个原因是，你曾经悲过，曾经伤过，曾经哀过，

◁ 站桩也是一个清理内心杂念的过程。我们整天想着乱七八糟的事情，站桩时身体会不由自主地乱动，但站着站着，内心归于平静，归到忘我，有一种活在当下的感觉。

但是你一直靠后天的意识压迫着自己，强制自己不要流泪。人都说"男儿有泪不轻弹"，但是，这眼泪是出于本能该流的，只是你把它压制住了。

所以，进入忘我的境界后，人为压制你的力量没有了，这时眼泪就宣泄出来了。宣泄出来之后，你会觉得，哪怕是以前耿耿于怀的事情，也顿时释然了。你的心里可能还会想：我怎么跟这事不较劲了？我原来那么恨一个人，现在没那种恨的感觉了。

这就是一种气和物质的平衡，是谁帮身体达到这种平衡的？本我。

梁冬：Somebody。

徐文兵：Somebody，就是精气神里的那个"神"。所以，导引背后的力量是你的本神，是它驱使你做那些奇奇怪怪的动作。

中国对人类最大的贡献是什么

徐文兵：《异法方宜论》里主要介绍了几种不同的治法：东方出砭石，南方出微针，西方出毒药……

对于这些中医治病的方法，最高明的是中央者，它用的是导引按跷。我觉得，如果问中国对人类最大贡献是什么，首推导引和按跷的技术。可是，现在人们都不把它当成治疗手段，一说导引按跷，就说是做保健。其实，真正的导引和按跷能治病，而且是能治大病的。

梁冬：现在，按跷比较被大众熟知，因为它是收费项目嘛。而导引呢，你得自己弄，没法收费，所以就比较没落了。

徐文兵：其实，我们要练导引的话，可以让一个老师好

> ▶ 我觉得，如果问中国对人类最大贡献是什么，首推导引和按跷的技术。

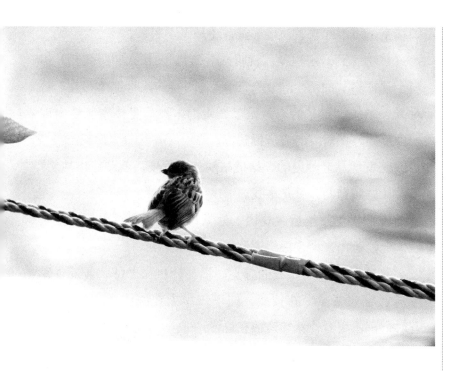

真正聚气的人，一只鸟落在他身上都飞不走，因为鸟儿在他身上找不到借力点。

好带一下。我的很多病人被我治好了以后，我说，去，跟马老师去站桩——我们学堂请了马世琦老师教形意拳！你以后就跟马老师练，可以保证你不会再来找我看病。马老师呢，60多岁了，没吃过药，没住过院，身体特别好。

梁冬：我试过推他一次，推不动，哇，弹开了，他身上有股气呀。

徐文兵：他这种气其实人人都有，只不过他用一种特定的方法把气聚到一块儿了，这才是本事。

梁冬：那他是怎么聚的呢？

徐文兵：这就是导引。首先你得聚精会神，站桩的时候其实就是"聚气—收心—收神"的过程。真正聚气的人，一只鸟落在他身上都飞不走。知道为什么飞不走吗？鸟要飞得先蹬一下，当它一蹬的时候，它的腿"嗒"一下就软了，鸟

◀ 站桩的时候其实就是"聚气—收心—收神"的过程。

191

脚踏空，飞不起来了，再一蹬，还是飞不起来。

练功练到一定程度，就叫"听劲儿"。什么叫听劲儿？相当于"视察"的那个"视"，眼睛是闭着的，听那个劲儿，听对方一拳头打过来的力量是怎么走的，然后身体本能地出现一种反应，把对方的力道拆解掉。

这就像马老师说的，站桩站到一定程度，就"练出神明"了。什么叫神明？就是本我。

有的学生站桩后跟我说，他觉得站桩挺有意思，站桩以后，他能听出来谁在跟他说假话。

梁冬：啊，这跟我的感觉一模一样！徐老师，最近我发现自己掌握了一个新技能，如果一个人在说假话，我一看，有时候都不用看，就知道他在说谎。

徐文兵：其实，人在说谎的时候，他的声和音都不一样。这些东西你可以先用理性分析，比如对方说话打磕巴，脸红心跳出汗，从这些迹象可以判断他说了假话。

但当你练出神明了以后，不用看就能知道这人在说假话，而且对有些人你不爱搭理，有些人你愿意跟他亲近，这就是同气相求。你的正气足，对那些身上带有邪气、邪念的人就会退避三舍。

梁冬：所以，你要真正洞察一个人很简单，看他经常接触的三五个朋友就知道了。

徐文兵：有个人说过，评价一个男人，一是看他娶什么样的老婆，二是看他怎么死的，最后才能盖棺定论地评价一个人。

梁冬：总之，大家有机会的话，可以去看看各种好的导引按跷术。不过，要特别提醒大家，不要自己修炼，要找个老师带，因为修炼不当会有危险的。

▶ 有的学生站桩后跟我说，他觉得站桩挺有意思，站桩以后，他能听出来谁在跟他说假话。

▶ 当你练出神明了以后，不用看就能知道这人在说假话。你的正气足，对那些身上带有邪气、邪念的人就会退避三舍。

▶ 评价一个男人，一是看他娶什么样的老婆，二是看他怎么死的，最后才能盖棺定论地评价一个人。

10. 阳气足，夏天都不觉得热

徐文兵：我上大学的时候，有些同学练传统的武术。比如我们宿舍里的老五——上次我提到的是宿舍老七，现在在鼓楼医院出诊。

梁冬：一个人出名之后，所有的亲戚朋友都会被他拿来举例子，哈哈哈。

徐文兵：我觉得上大学，一部分学问是跟老师学的，还有一大部分，包括做人、处事这些学问，都是跟同学学的。同学太重要了，更为重要的是住在一间屋里的哥们儿。

那会儿，一个十几平米的屋子，住七个大小伙子，阳气特别足。阳气足到什么程度？我们宿舍没有空调、风扇，但夏天都不觉得热。

梁冬：为什么阳气足，夏天还不觉得热呢？

徐文兵：阳气足可以推动两个功能：一个是制热功能。阳气足，冬天不觉得冷；另外一个是制冷功能，表现就是夏天不觉得热，因为阳气就相当于氟利昂，把肾精发动起来以后，人就凉快下来了。

那些阳气不足的人，一到夏天就手心热、烦躁。而阳气足的人就会很安静，不过要是打架，他那劲儿就大了。

梁冬：我最近很有体会，站完桩以后，没有那么容易觉得冷，也没有那么容易觉得热，可能是身体的空调系统打开了。

徐文兵：我录取员工或者招生，有一点要专门问一下，

> 阳气足可以推动两个功能：一个是制热功能。阳气足，冬天不觉得冷；另外一个是制冷功能，表现就是夏天不觉得热，因为阳气就相当于氟利昂，把肾精发动起来以后，人就凉快下来了。

对方是函授，是自考，还是走读大学。其实，我就是想了解一点，同学对他的影响有多大。

对于这一点我非常重视，因为我的同学们对我有深刻的影响。

练功的最佳境界是人的本能在动

徐文兵：上大学的时候，我们宿舍老五练五禽戏。开始，由老师教着入门，后来他自己看书练。那本书的书名我一直记得，叫《自发五禽戏动功》。自发，什么叫自发？

梁冬：自发嘛，跟自觉不一样，由自觉状态到自发状态。

徐文兵：对。当老五站桩到一定程度的时候，会自动打出一套拳来，就是五禽戏。不是别人教的，而是他自个儿就打出来了。

我专门去看过他练功。当时，我们学校有一个操场，每到晚上他就到操场上练站桩。那会儿，我不信气功，也不信气，就觉得好玩。嗷呦，没一会儿，就看到老五自个儿打起拳来，模仿虎、鹿、熊、猿、鹤的姿势。而且，他的状态是无意识状态，眼睛也是迷离的。

梁冬：一套打下来了，虎上身，猴上身，是吧？

徐文兵：所以说，现代体操和五禽戏或者内家拳的区别在哪儿？后者是在用自己的本能神明在动，不是后天意识在动。

梁冬：这么练会不会有危险？

徐文兵：收不住就有危险。老五练的时候，正是十八九岁，身无疾病，气脉比较通，所以练起来没事。古人讲先治病，后修身，如果你一身毛病去练功，不小心就有危险。陶弘景也讲了，"夫道学辈，欲修成道，必先祛疾"，意思是说，

▶ 古人讲先治病，后修身，如果你一身毛病去练功，不小心就有危险。

当你气血逆乱的时候,如果非要悟道,去看真景,想得到那种大小周天的境界,就很容易走火入魔。

什么叫走火入魔?就是说气血走的不是正道,而是被你身体里另一种邪恶的力量推动,这时你就非常容易出偏。所以,很多人练气功把自己练废了、练残了。

因此,我们在练功的时候,最好有老师的护持。当你出偏的时候,老师能马上给你纠偏。换句话说,当你自导自引不行的时候,需要有一个人帮你去按跷。

总的来说,导引背后的这种力量是我们天赋的本能,大家要珍惜它、重视它,把它利用起来,维护自己,这是最好的。

每个人都能恢复先天的本能

梁冬:到底该如何运用导引来维护我们的身体呢?很多人在练功的时候,往往觉得可以自我打通全身经络,立地成佛,实际上却很容易变成"立地成魔"。

徐文兵:真的是立地成魔,好多人练功练得收不住,患上奇奇怪怪的病,这都是悲剧啊。所以千万要记住,不要一个人自导自引。

徐文兵:有一本书叫《求医不如求己》,很多医生反对,说这本书不好。但我比较认同,为什么?举个例子,历史上虢太子尸厥病重,被扁鹊救好了。所有人都认为扁鹊能起死回生,扁鹊却说,我不能起死回生,"因其自当生,余使之起尔"。就是说病人本身有自愈的能力或者说生机,医生只是一个辅助的角色。

如果人的自愈功能没有了,纵使医生有天大的本事,也没有办法。所以,"求医不如求己"这口号我觉得是对的。而

> ◀ 什么叫走火入魔?就是说气血走的不是正道,而是被你身体里另一种邪恶的力量推动,这时你就非常容易出偏。所以,很多人练气功把自己练废了、练残了。

> ◀ 很多人在练功的时候,往往觉得可以自我打通全身经络,立地成佛,实际上却很容易变成"立地成魔"。

> ◀ 如果人的自愈功能没有了,纵使医生有天大的本事,也没有办法。

且，我本人跟这本书的作者中里巴人——郑幅中先生是很好的朋友，我还专门请他来厚朴学堂讲过课。

很多人说，郑幅中不是医生，没有行医资格，怎么能给人调理好身体？其实，郑先生是一个练家子，祖传练八卦掌和太极拳，通过这些功夫，他能够悟到经络气血的走势，或者说经络气血经停的地方——穴位。我给外国学生讲穴位，说这是"bus station"，经脉气血会在这里停一下，所以你在这抓它比较好抓。郑先生对武术和气功的修行和锻炼，就是学中医最好的入门门径。

我经常对我的学生，包括很多想学中医的人说，要学中医，第一件要做的事就是修身。你可以先去站桩，当站到出现很多奇奇怪怪的症状以后，再让老师帮你一下，从自修变为"被人修"。将症状纠正过来后，人的身体就会变得敏感，或者说恢复了知觉。

有一个法国学生，我问他站完桩以后是什么感觉？他说，我以前打篮球，传球时老是篮球砸到眼镜上我才伸手——反应迟钝。这就是我们说的魄力不足。同一杯热水，被烫了一下能最快收回手的人，魄力就足。这个学生自从站完桩以后，他告诉我，他的眼镜再也没碎过。因为他恢复了魄力——天赋的本能反应。

还有的人修炼到了更高境界，被人拿锥子作势扎他眼睛，他连眼皮都不眨，这就是练功所说的"定力"。真人能"提挈天地，把握阴阳"，这是比圣人和贤人的"顺应阴阳，逆从阴阳"更高的境界。

古人射箭，既能在平地上射箭，也能在千仞的高山上搭个木板，站上去射箭。这是人对心神的控制发挥了作用，能收放自如。

以上就是不同修行的层次的人对身体、心神的控制。作为普通人，我建议大家先静静体会站桩，恢复一下知觉。然后，再跟老师学一些太极拳、形意拳或者五禽戏，有助于身体的恢复。

在修习的过程中，跟老师练习很重要，健身要比健体重要。这是对居于中央湿地，容易得"痿厥寒热"的人来说，最好的一种修行方法。

梁冬：补充一句，我前两天看《遵生八笺》，里面专门讲到了导引按跷，尤其是导引术在不同季节的修习问题。比如说，冬天的时候，应该做哪几个动作，怎么戳、怎么嚎、怎么呵，动作怎么扭曲变形，这样才可以把气血引去补肾经。

徐文兵：对，练导引，在不同的季节要用不同的姿势，才能达到不同的目的。上次你说有人传了你一招，能把气引到中指上去，对吗？

梁冬：对对对。那次我用了大概一秒钟，就意识到真的有效，哦，原来气是可以这样传到中指的。

徐文兵：这就叫导引，但是用意识去导引。而我们说的最高境界，是放弃意识，让自己的"本我"去引气。

现在很多人练导引，意识用得太过，干扰了自己的神明。神明本来要干活、工作，清除体内的垃圾、癌细胞，结果你把气引到其他你认为重要的地方去了，长此以往，就会得一场大病。世界上没有偶然的事，都是必然的。

梁冬：嗯，诸果皆有因！

人应该捍卫自己发烧的权利

徐文兵：我前段时间治疗过一个病人，他以前上树摘香

◀ 现在很多人练导引，意识用得太过，干扰了自己的神明。神明本来要干活、工作，清除体内的垃圾、癌细胞，结果你把气引到其他你认为重要的地方去了，长此以往，就会得一场大病。世界上没有偶然的事，都是必然的。

椿的时候摔了下来，高位截瘫。他家里条件不好，老婆和他离婚了，孩子也跟着走了，平时就靠兄弟姐妹照顾。

总让人照顾不方便，于是他就尽量控制小便，不上厕所。人老忍着不小便，就会在尿路那出现很多结石，还会感染。所以，他摔伤后出现了尿路感染，开始发烧。

发烧了他就去医院输抗菌素，消炎，把烧给压下去，但是他不停地在尿脓液，因为病根没有去掉。结果，他不停地发烧，发烧再靠输液压下去，四五年间反复处于这种状态。

我给他治疗时发现，他肚子是冰凉的，下肢又不活动，老憋尿，于是我给他用针、用药。慢慢地，他小肚子热了。后来，他又发了一次大烧，这次他听了我的嘱咐，没用所谓的消炎药、寒凉药。那次发烧好了之后，他的小便就清亮了。

通过给他治病，我得出个结论：人应该捍卫自己发烧的权利！

梁冬：对，就像人应该捍卫自己打嗝、放屁的权利一样。

徐文兵：对啊。

梁冬：你有东西要排出来嘛！

徐文兵：现在很多人在治病的时候，经常把人体自我修复过程中出现的一些症状当成敌人一样干掉，把我们身体本身的抗病功能，或者说暂时的不舒服当成敌人一样地穷追猛打。事实上，如果你把这些功能打压下去，反而容易得一些奇奇怪怪的病。

▶ 现在很多人在治病的时候，经常把人体自我修复过程中出现的一些症状当成敌人一样干掉，把我们身体本身的抗病功能，或者说暂时的不舒服当成敌人一样地穷追猛打。事实上，如果你把这些功能打压下去，反而容易得一些奇奇怪怪的病。

11. 按跷是最高级的治疗方法

真正的高手治病是"以人治人"

梁冬：聊到按跷之术，我有个很深的体会，有些奇人帮你按几下之后，问题就解决了，啧啧！

徐文兵：我接触的几位高手，在这方面确实非常厉害。但现在人们的心理特别可悲，医疗的程序越复杂，花钱越多，他越觉得值。你几下把他病治好了，他反而觉得不值。

梁冬：对，他是按劳动量来衡量的。

徐文兵：有个笑话，说的是美国的一个真实故事，一家工厂有个管道出了问题，请了一位德国工程师。人家来了以后，就在某个地方画条线，说，"打开这儿，这儿有问题"，工人们打开之后果然发现了问题，然后就解决了。干完活了，德国工程师要支票，一万美元。

厂家的人说："哎！你就来这么一下，画一道线，就一万美元，太那什么了吧？"那个工程师说："画一道线值一美元，但你知道在哪儿画线，值九千九百九十九美元。"

梁冬：知识的力量，是吧？

徐文兵：那么大的工厂，那么多管道，而解决问题的关键在于，他知道在哪儿画。所以我说这种人真的高明，是一种具有"慧"的人，他没有把所有管道都打开，就知道哪儿出了问题。

但现在很多人自个儿浅薄，把别人想得也很浅薄。他看

◉ 现在人们的心理特别可悲，医疗的程序越复杂，花钱越多，他越觉得值。你几下把他病治好了，他反而觉得不值。

到表面的劳动，却没有想到背后抽象的东西。所以，现在真正的高手治病，不用针，不用药，就拿自己的手。就像我的老师给我治病一样，一下就解决了。

梁冬：像这样的治法，就应该多付点钱，而不是少付点钱，对吧？他让你少受很多痛苦，一次就解决问题了，治病应该就是这样嘛。

徐文兵：以后医疗市场应该规定，治某某病按照一定的治疗标准要付多少钱，低于这个标准治好的，也要付给医生同样的钱。这样，优秀的人才才能成长起来。

我曾经治疗过一个得过敏性鼻炎的人，开了几味中药，抓一付只要四毛六。那病人急了："啊！我挂你这么贵的号，你怎么给我开这个药？"我说："您要想吃贵药呢，我可以给您开野山参，那东西呀，我知道它贵，但它不是好药。"

梁冬：可以把野山参先烧成灰，做药引，哈哈！

徐文兵：这个病人虽然嫌那药贱，但他吃完以后，好了。第二次，他不是来看病，而是专程来感谢我。这就是很多人的心理，喜欢把一些原本简单的东西搞得很复杂，觉得开贵的药才值，哪怕没治好病，也觉得值了。就像现在小孩子发烧，家长送到医院挂吊瓶输液，哪怕没好，他们也认为是对的。

梁冬：没治好父母会认为是孩子的体质有问题。

徐文兵：现在很多人说，我为了治病，县医院去了，省医院去了，北京的医院也去了，死了也就认了。其实，他不知道是他治错了。

为什么我认为按跷是最高级的治疗办法，甚至说它比针刺、艾灸、毒药、砭石都好？因为它用的是人本身的气，没有借助任何工具。医生给你按，给你跷，然后把你的病治好，

▶ 为什么我认为按跷是最高级的治疗办法，甚至说它比针刺、艾灸、毒药、砭石都好？因为它用的是人本身的气，没有借助任何工具。医生给你按，给你跷，然后把你的病治好，这叫"以人治人"。

这叫"以人治人"。

什么是按跷

徐文兵：什么叫按跷呢？按，就是拿手按；跷，就是拿脚踩。现在人们普遍认为泰式按摩里才有脚踏，其实，中国的按摩就有。还记得上次给你治疗痛风的那个大夫吧？"啪"一脚给你踹好了。

梁冬：对呀，他就在我膝盖疼的地方踹了一脚，好了！真是很厉害。

徐文兵：为什么好得这么快？第一，他脚上有气。第二，他知道往哪儿踹。貌似简单的一个东西，其实是很贵的，对吧？

梁冬：嗯。我们稍微反思一下，人之所以普遍有越复杂越贵的这种心理，主要是上学时价值论没学好。价值论是一个东西的价值来自于社会必要劳动时间，所以我们觉得劳动得多，就值钱。谁知道现在的比基尼布料那么少，却比大部分衣服贵！

徐文兵：哈哈！

梁冬：对吧？因为你买比基尼，不是买那块布，而是买比基尼遮不住的那一部分！其实，问题的根本就在这里，所以我们看问题一定要深刻。

徐文兵：哎呦，这你还记得，我对政治知识背了就忘，哈哈！其实，有的时候我们就像牛反刍一样，重新把中学学的知识找出来"咂摸、咂摸"滋味儿，发现真的很有道理。

梁冬：学而时习之，不亦乐乎嘛。

◀ 什么叫按跷呢？按，就是拿手按；跷，就是拿脚踩。现在人们普遍认为泰式按摩里才有脚踏，其实，中国的按摩就有。

为什么用手按比按摩器舒服得多

徐文兵：按跷中的"按"怎么去做呢？这就涉及一个力和气的问题。先问一个问题，力和气的区别在哪儿？

梁冬：力和气的区别，你以前也说过，就是按摩椅用机械手按和人手按的区别，是吧？

徐文兵：对。这是最简单一个例子，也可以说是写硬笔书法和写毛笔字的区别。硬笔书法用的是力，写毛笔字用的是气。如果施术的人，就是医者手上没有气，那他只能给你用力。

所以说，力和气的区别在哪呢？力是简单而粗暴的，而且短暂，它走的都是直线。而气有起伏、有方向，甚至，练功也要讲究练出那个缠丝劲儿才行。

这就是力和气的区别。人有气的话，他的渗透力、影响力会更强。如果光有力，他的力只在表浅，不深入，甚至有的时候会带来痛苦。

所以，有的人做那种机械式按摩，坐个按摩椅、弄个按摩床、弄个按摩棒……弄完以后，舒服吗？跟挨一顿打没什么区别。

为什么呢？你要给人做治疗，首先得知道往哪儿按，对吧？很多人可能会说，找穴位呀，往那儿按。OK，你知道那个点，但那个点有没有大小，有没有方向？这一点，那种机械式的东西掌握不了。

在美国，专门有整脊的医师，叫"Chiropractor"，是帮人调整脊柱的。但医师有时候力不够怎么办？他就用一个跟电熨斗差不多的东西，通上电，"咚咚咚咚"，靠震动来给你按。

▶ 所以说，力和气的区别在哪呢？力是简单而粗暴的，而且短暂，它走的都是直线。而气有起伏、有方向，甚至，练功也要讲究练出那个缠丝劲儿才行。

▶ 人有气的话，他的渗透力、影响力会更强。如果光有力，他的力只在表浅，不深入，甚至有的时候会带来痛苦。

像那种按摩器，解决痛苦快，但带来的痛苦更大。也就是说，它解决了一个问题，但按倒葫芦又起了瓢。

中国按摩高手——北京双桥老太太

北京双桥有位老太太，是一位按摩高手，2008 年去世了。她是河南人，有祖传的一套功夫。别看这位老太太外表瘦弱，手上不仅有力，而且有气。更可贵的是，她手上的气有方向感。病人骨头错位了，现在医生接骨是怎么接的？在 X 光下接缝儿。但这个老太太不用 X 光就知道从哪个方向去按、去接。

其实，接骨就跟钓鱼似的。很多人学钓鱼，在吊钩上放一个探头，一看到鱼要吞钩儿了，"嘣"一下收绳。这叫什么？这叫"察"，用肉眼去察。但真正的钓鱼高手不用看，他用心去体会，鱼什么时候咬？它是在试探我这个绳儿呢，是要吞，还是将吞未吞？他早已心中有数，这就叫"视"，视察的"视"。所以，古代真正的接骨高手，根本就不用 X 光机，拿手一摸，然后一对、一接。

我听说过一件事，北京华堂商场的老板，一位日本人，有天晚上在浴室摔骨折了，当时就在附近找了个校医院，挂急诊。后来，他还写了篇文章回忆，中国大夫的穿着虽然不像日本医生那么笔挺、干净，可这位大夫没用 X 光机，拿手一摸，就把他的骨头接上了，然后用小夹板固定好。第二天天亮，他回了日本，日本医生在 X 光机下发现，断骨接得天衣无缝。他当时惊叹：中国这么一个脏兮兮的大夫，居然有这么高的本事！他靠什么？

我们现在说抽象思维能力，就是要开发人的"慧"。这些中医高手的本事，其实就是"慧"！所以，当一个大夫既

古代真正的接骨高手，根本就不用 X 光机，拿手一摸，然后一对、一接。

203

有力，又有气，而且有职业素养——所谓职业素养，就是说，尽管你是个坏人，但你现在是我的病人，我就要无差别地用"意"（心、神），发自内心地去爱你。这几个方面都具备了，医生再给人治病，治一个好一个。

梁冬：所以，我觉得中医应该收费很贵才对！

徐文兵：中医本来就是贵族医学。古代留下传统叫"穷人治病，富人还钱"，大夫给一个有钱人治好了病，还会收取除诊费以外的酬金。然后，大夫用这些钱免费给那些穷人施药。

虽然这不能说是"劫"富济贫，但中医确实起到了一个重新分配社会财富的作用。所以说，在和谐社会，中医是一个必不可少的缓冲地带。可惜的是，现在有些医疗制度定得不合理，它不承认医生的价值，给医生的诊疗金不多，却承认 CT 有价值，药有价值。

梁冬：所以，逼着医生们去干那种不好的事儿嘛。

徐文兵：逼得医生碰到一个病人，想到的第一件事儿是什么？在不出事的前提下把提成最高的药开出去。这就叫"术不可不慎"，本来医生是一个仁心善术的角色，结果被逼得跟做贼似的。

再说，总那么做，作为医生心里很难有自豪感，有尊严。时间长了，医生一习惯，就更堕落了！

12.我们的父母最缺乏的是关爱

梁冬：感谢徐老师！我们将《黄帝内经》中的一些信息传递给大家，是希望大家能够好好地保护自己和家人。须知，"为人父母者不学医是为不慈，为人子女者不学医是为不孝"啊！

徐文兵：关于"按跷"，我们再补充一句。上次我说了，按跷术是仅次于祝由的一种治疗手段。它的可贵之处在于以人治人，用人的力、人的气；好的大夫还要用意；有职业素养，最高明的大夫还要用心。

人跟人有肌肤接触后感觉是不一样的，我们称之为"影响力"。比如，"朋"和"友"是不一样的。"朋"是两个"月"字，肉挨肉的，有肌肤之亲；"友"是志同道合，朝一个方向走，是神交——柏拉图式的那种交往。

所以，我建议大家回想一下我们这代人父母生长的环境，其实，那种生长环境必然会对人的身心带来伤害，这与他们现在得的疾病之间有必然的联系。我们整天喊口号说"为人子女者不学医为不孝"，那孝敬父母应该从哪入手？

我们的父母缺什么？缺乏被关爱，他们都是在奉献。建国六十多年，各方面都有飞跃发展，凝聚的是几代人的心血！我们的父母就是被革命的热情鼓舞着，无偿地奉献，可到了晚年，就落下了一身的病。所以，如果你现在想孝敬父母，就要给他们关爱。对于这种关爱，好多人会说，我给父母买房子，我每个月给父母钱——没用，他们需要那种实质

> 须知，"为人父母者不学医是为不慈，为人子女者不学医是为不孝"啊！

> 人跟人有肌肤接触后感觉是不一样的，我们称之为"影响力"。比如，"朋"和"友"是不一样的。"朋"是两个"月"字，肉挨肉的，有肌肤之亲；"友"是志同道合，朝一个方向走，是神交——柏拉图式的那种交往。

性的关爱，他们需要肌肤之亲。

梁冬：嗯，抱一抱父母，他们真的不容易。

徐文兵：我们都知道，婴儿需要抚触训练。其实，老年人更需要这种抚触训练。最早提供给我这种思路的，是上海应象学堂的李辛大夫。他读本科时跟我一个学校，后来又到天津中医学院学了心理学。他发现，我们的父母缺乏这种"被拥抱"，所以他建议我和我妹妹多去拥抱父母。我从小调皮捣蛋，挨打长大的，我爸跟我也算有肌肤之亲。

梁冬：隔着一个藤条，哈哈！

徐文兵：隔着一种介质——藤条的肌肤之亲。

我们可以把跟父母的接触分三个等级。一个是没有肌肤接触，是零！第二个是最好的境界——拥抱，这是正面的。第三个是挨打，这个是负面接触。

以前有句话叫"棒打出孝子"，所以很多父母和子女的接触是负接触。

我亲身经历过一件事，我有个女同学，她的弟弟小时候特别调皮捣蛋，妈妈总打他，打得特狠，一直打到他接近成年。但是，后来她妈妈得了癌症，反而是她弟弟对妈妈照顾得特别好，没得病之前也是。

后来，这位母亲去世了，要擦洗遗体，我那个女同学稍微有点犹豫，可是弟弟就没有一点隔阂。所以说，中国人"棍棒底下出孝子"的理论有它背后的一种东西，血亲怎么打也打不散。但是，不排除也有打得反目成仇的例子。我个人的观点是，如果你发现老一辈人缺乏肌肤之亲，就要慢慢地去融化他、改变他。慢慢地，你会发现不仅与父母的关系融洽很多，他们的精神状态也会越来越好。

梁冬：我前段时间看《Discovery》，它有一个纪录片偷

▶ 我们都知道，婴儿需要抚触训练。其实，老年人更需要这种抚触训练。

▶ 我们可以把跟父母的接触分三个等级。一个是没有肌肤接触，是零！第二个是最好的境界——拥抱，这是正面的。第三个是挨打，这个是负面接触。

拍和记录了很多服务员，研究人员从中发现，如果餐厅服务员和顾客有身体的接触，比如说手的接触，他拿到小费的几率要比没有接触高。

其实，客户不是刻意要给他小费，但因为有了肌肤接触，立刻由身体距离的缩小，变成心理距离的缩小。

徐文兵：对呀，人跟人之间有一个生理距离。两个人站在一起，关系越好距离就越近！到了最后，就是零距离，成为"朋"了嘛！

另外，你观察一下，这个服务员能不能拿到小费，还跟他接不接触顾客的眼神有关。任何一个地方，餐厅、饭馆也好，宾馆也好，最能体现一个机构的服务水平和管理水平的，是服务人员接不接触顾客的眼神。

好多地方服务差，就是因为服务人员老躲顾客，甚至还会恶狠狠地瞪顾客一眼，意思是说你怎么这么"事儿"呀？吓得顾客也不敢跟他们接触。而好的服务场所，服务人员都会主动迎见，眼神中流露着热情，仿佛在说："May I help you？"您有什么事吗？我可以帮您吗？有了这种眼神，不用身体接触，顾客也愿意多给小费。其实，大家都不差那几块钱，差的是一种心理的感觉嘛！

◀ 两个人站在一起，关系越好距离就越近！到了最后，就是零距离，成为"朋"了嘛！

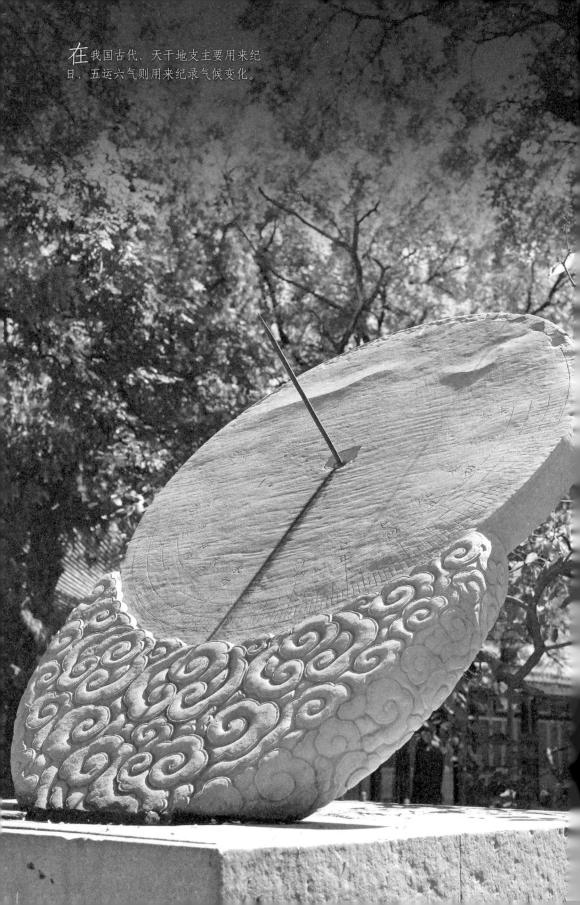

在我国古代，天干地支主要用来纪日，五运六气则用来纪录气候变化。

第七章
我们的健康受五运六气影响

就时运而言，中医讲究"五运六气"。

什么叫"五运"？我们以前讲了，是木、火、土、金、水五行之气在天地间的运行变化。五运是由天干来控制的。天干一共有十个：甲、乙、丙、丁、戊、己、庚、辛、壬、癸。

什么叫六气？六气是指风、寒、暑、湿、燥、火。它对上半年和下半年气候的影响不一样。这个六气呢，跟地支有关系，子、丑、寅、卯、辰、巳、午、未、申、酉、戌、亥。地支分为两组，一组有六年，每两个年都有相同的气。

1. 得病也靠一种缘

徐文兵：上一次，我们讲解了什么是导引按跷。今天先说几个问题。

第一个，说说甲型 H1N1。2009 年年初，我说今年是土运不及，太阴湿土司天（湿土太重），容易闹瘟疫，年底就应验了。虽然甲型 H1N1 的蔓延趋势不能说失控，但是也让很多人谈之色变。

以前咱不敢谈这个事，因为没有实战经验，没治过。但在国家对甲型 H1N1 的控制与防治过程中，中医发挥了很大的作用，这让很多人开始对中医有了信心。而从治疗甲型 H1N1 的病例中来看，中药退烧的效果也确实不错，基本上一付药就能控制病情。

其实，甲型 H1N1 的流行就是寒热瘟疫。我们前面说过了，"中央者，其地平以湿"，容易得"痿厥寒热"。而这个寒热瘟疫，就是伤寒病，历朝历代都有，早在张仲景那个年代就出现了。所以，我们不必惊慌。

人在地球上生存这么多年了，都是跟细菌、病毒和谐共处的，你活你的，我活我的。偶尔时运到了，战斗一下，然后又会相安无事。

现在的医疗体制有个特点，不管是什么病毒，医生老是站在研究病因的角度上，一得病，先分析病因是什么，然后再去治疗。这是目前一种流行的治病方法，从西方传来，叫对"因"治疗。就是说，你得了什么病，我发现原因，把

◀ 从治疗甲型 H1N1 的病例中来看，中药退烧的效果也确实不错，基本上一付药就能控制病情。

◀ 人在地球上生存这么多年了，都是跟细菌、病毒和谐共处的，你活你的，我活我的。偶尔时运到了，战斗一下，然后又会相安无事。

原因解决了，你的病不就好了吗？但这种治病模式忽略了什么？忽略的是发病条件。为什么我们说"有因不见得有果"？因为缺少"缘"，有"因"有"缘"才能结果。

中医关注的与西医不同，它不关心你的"因"，而是关心的身体内在系统"缘"。也就是说，如果你身体的内在系统保护得好的话，第一，你不会发病；第二，即便你发病了，身体也能很快把病毒干掉，恢复常态。

要是按照西方那种解决问题的方法，第一要找到病因，一查核糖核酸，噢！你是甲型 H1N1 病毒（病毒是否有变异再说），然后先灭活病毒，再做个疫苗注射，你就对它有免疫力了。

灭活的病毒有个特点，它不能在人体内大规模地复制，被限制住了。但是如果这个病毒变异了，那还得再做新的疫苗。内因为主，外因为辅，所以说，真正解决问题的关键在于——解决我们人本身的问题。

其实，我们为什么相信疫苗会起作用？前提是相信人体的免疫系统能消灭病毒。与其造一个疫苗出来，还不如真刀真枪干，帮助人的免疫系统尽快恢复，也就是中医讲的强大自己的正气，这样就等于是终身免疫了。哪怕病毒有变异，免疫系统也能把它干掉。

所以说，不要老想着把病毒全部消灭掉。应该想到，要和谐共处，相安无事，因为对于病毒来说，它也有它存在的原因。

我一直认为，人类之所以没有灭绝，就因为有天生的本领能把病毒干掉。当然，你愿意去打疫苗，也可以打。但对于相信自己能够战胜病毒的人来说，他会这样做：第一，增强体质，预防疾病；第二，得了病以后，用中药去调理。这

▶ 中医关注的与西医不同，它不关心你的"因"，而是关心的身体内在系统"缘"。

▶ 灭活的病毒有个特点，它不能在人体内大规模地复制，被限制住了。但是如果这个病毒变异了，那还得再做新的疫苗。内因为主，外因为辅，所以说，真正解决问题的关键在于——解决我们人本身的问题。

▶ 我一直认为，人类之所以没有灭绝，就因为有天生的本领能把病毒干掉。

也是我的建议。

梁冬：讲到这里，让我联想到爱情这件事。很多年轻人在对待爱情的问题上执迷不悟，总是苦苦追求。其实，时间过了，就没有爱情了，那就让它过去吧。从某种程度上来说，爱情也是一种激素嘛。

徐文兵：你说"素"，还是停留在物质上。爱情本身有一种对气和对神的感应。为什么说两个人一对眼儿就来电呢？不是有什么物质注射到人的体内了，而是一种更高级的交流。所以，人在爱情面前变得很"犯贱"，为他（她）这也愿意，那也愿意，死也愿意，原因是被勾了魂儿了！

梁冬：对！但爱情还有个时间因素，就像五运六气一样。这几年，有首歌唱"总之那几年，我们两个没有缘"，就是说爱情这个东西要靠两个人心生感应。感应到了，就会有几年爱得死去活来。但过了这几年，哎，过去了，也就让它过去吧！

有的时候，回过头去看看自己的初恋情人，爱得死去活来的，但过去也就过去了。

徐文兵：对，再比如说结婚这事儿，有些地方搞封建迷信，挑结婚对象要看两个人的出生年份，什么"白马配青牛，到老什么不到头"之类的。其实，他们看的是地支，比这更重要的应该是天干！就是说看你出生的是什么年。有的人娶个老婆旺夫，他们的天干就是一种相生的关系。有些人娶了老婆以后败家、倒霉，那可能是天干不合。

梁冬：呵呵，这个技术问题太复杂，咱们就不在这里探讨了。

很多年轻人在对待爱情的问题上执迷不悟，总是苦苦追求，其实，时间过了，就没有爱情了，那就让它过去吧。从某种程度上来说，爱情也是一种激素嘛。

有的人娶个老婆旺夫，他们的天干就是一种相生的关系。有些人娶了老婆以后败家、倒霉，那可能是天干不合。

2.五运六气对健康有哪些影响

徐文兵：就时运而言，中医讲究"五运六气"。

什么叫"五运"？我们以前讲了，是木、火、土、金、水五行之气在天地间的运行变化。五运是由天干来控制的。天干一共有十个：甲、乙、丙、丁、戊、己、庚、辛、壬、癸。按照推算，2009年是己丑年，这是一个土运不足的年，容易产生湿气，所以人容易得脾胃（消化系统）方面的疾病。

另外，什么叫六气？六气是指风、寒、暑、湿、燥、火。它对上半年和下半年气候的影响不一样。这个六气呢，跟地支有关系，子、丑、寅、卯、辰、巳、午、未、申、酉、戌、亥。地支分为两组，一组有六年，每两个年都有相同的气。比如说，丑年和未年，就是轮到了属牛和属羊的那一年，这两个年份的上半年和下半年的气都有共同点。

2009年上半年叫太阴湿土，下半年叫太阳寒水。所以，这一年的上半年湿气比较大，雨水比较多。到了下半年以后呢，寒气比较大。这一年很奇怪的，从11月初到11月中，连下了三场雪，寒气和湿气都比较大。

记得"非典"是哪一年吗？2003年。那一年叫癸未年，就是未年，属羊的那年。大家可以查一下《黄帝内经》，它里面专门有对五运六气有论述：到了未年和丑年，流行的都是寒气和湿气。而它们唯一的区别是什么？就是天干不一样。

2003年（癸未年），天干是火，火克金，表现为人体的肺不舒服。2009年（己丑年），天干是土，湿气重，土克水，所以得甲流的人多，而且死了很多人，都死在了脑水肿上，颅内出现了水肿，甚至有几个新生儿都这么去世的。所以，我们再去看《黄帝内经》对五运六气的论述，就会明显地感觉到甲型 H1N1 的出现不是意料之外的了。

2009 年是土年，上半年是湿土，下半年是寒水，寒气和湿气碰到一块儿，所以才给病毒的发生提供了一个很好的"缘"——条件，人才会得这种病。

即使"缘"没了，病毒还将继续存在，病毒是消灭不了的。2009 年，为了防病毒，坐飞机的人都要接受调查，然后被关到宾馆里。后来，地铁也出现了感染者。其实，与其去防因，不如去解决"缘"。所以，2009 年年初，我就提醒大家说，一定要注意自己的肠胃系统，不要吃那些寒性的、湿气大的东西。

2003 年的"非典"，发病者以青壮年居多，小孩相对较少，其实与小孩自身阳气旺盛，抵抗力强有关。但甲型 H1N1 不好说，如果小孩老是喝冷饮的话，也很有可能得这个病。

◀ 即使"缘"没了，病毒还将继续存在，病毒是消灭不了的。

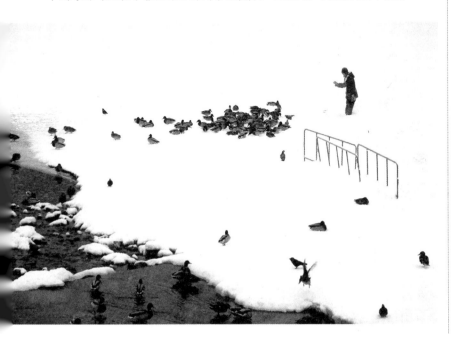

寒气和湿气碰到一块儿，也需要一种『缘』。

3. 病毒没有"缘"，就没有发病机会

▶ 按照五运六气的理论，一年要分六个气：初之气厥阴风木，二之气少阴君火，三之气少阳相火，四之气太阴湿土，五之气阳明燥金，六之气太阳寒水。

徐文兵：按照五运六气的理论，一年要分六个气：初之气厥阴风木，二之气少阴君火，三之气少阳相火，四之气太阴湿土，五之气阳明燥金，六之气太阳寒水。2009 年是比较寒湿的一年，上半年是太阴湿土，下半年是太阳寒水。本来 2009 年下半年就叫太阳寒水，然后又赶上正常的六之气又是太阳寒水，所以，这一年的冬天比往年要冷。

因而我特别强调有"四大不能吃"：绿茶，您别喝了，太寒；水果，您吃少点儿，太湿；牛奶，您别喝了，既寒又湿；冷饮，您也别吃了，太寒。

从甲型 H1N1 的治疗上来说，治疗效果最好的西药叫"达菲"。"达菲"是从哪儿提炼出来的呢？大料！就是从八角、茴香里提炼出来的，都是纯阳之物。

中医怎么去治疗这个寒气和湿气？其实，中药里专门有很多香料药都是芳香化湿的，除了大料，还有草豆蔻、白豆蔻、肉豆蔻这些我们平常炖肉时用的香料药。此外，祛除寒、湿还有一味药叫苍术（zhú），苍是苍白的"苍"，术写作算术的"术"，念（zhú）。

中医能够治疗瘟疫，救治这么多人的命，就靠这些中医药。

远的咱不说，就说建国以后。1954 年，在石家庄、华北平原一带，突然流行乙型脑炎。乙型脑炎都是小儿患病，高烧后抽搐，角弓反张，整个人抽起来，最后就死掉了。当时中国请来了很多西医专家，可也没办法。最后用中医治疗，

用的是清热解毒、清热养阴的药，效果很好。

当时的主方叫白虎汤，里面有四味药：石膏、粳米、知母、甘草。为什么叫白虎汤呢？我们都知道，东方青龙，南方朱雀，西方白虎，北方玄武。西方，一是代表秋天，二是代表西方日落。"日落"就是指人发烧不烧，阳气退进的时候。白虎现，高温退，所以给它起名叫"白虎汤"。更有意思的是白虎汤里有主要的两味药：粳米和石膏。它们都是白色，都是属于这种咸寒入肺的药，所以用白虎汤治乙型脑炎效果特别好。

1954年，主持用这个方子治疗"乙脑"的功臣姓郭，是石家庄地区的一位中医，当时还得到了政府的表彰。第二年，1955年，北京地区也开始流行"乙脑"，又用白虎汤，效果就不行了！人们很疑惑，为什么不行了？那时出来个名医叫蒲辅周，他是从四川调入北京的，北京四大名医之一，非常高明，常为国家领导人看病。

蒲辅周用五运六气去推测，说，1954年是甲午年，这年的特点是火气比较旺，但第二年1955年是乙未年，变得湿气重了。所以，治"乙脑"应该在白虎汤清热的基础上再加一味苍术。加了一味药之后，这个白虎汤马上就有效了，很快就把北京地区的瘟疫给灭掉了。

到了1956年，"乙脑"又起来了。这时，蒲辅周说，这种湿气靠发散解决不了，应该让它从小便排出去。为什么呢？因为这一年的湿气跟水一样，是阴邪。

我们都知道，阴邪的东西最后都要伤人的阳气，而中医最早治疗湿邪，就像大炮打蚊子一样，用的是麻黄、附子、细辛这些药。但这湿邪有个特点——如油入面，就是说，沾上湿气后就很难剥离出来了。所以，那种简单粗暴的辛温药

◀ 我们都知道，东方青龙，南方朱雀，西方白虎，北方玄武。西方，一是代表秋天，二是代表西方日落。"日落"就是指人发烧不烧，阳气退进的时候。

217

就不大合时宜。1956年是丙申年，蒲辅周根据五运六气的特点推算，治乙脑应该从下焦把湿气给渗出去，叫淡渗利湿。当时他用了两个治温病的方子：三仁汤和杏仁滑石汤，非常有效。

到了2003年治"非典"，邓铁涛老先生高举着"中医药治疗非典"的大旗，强调"祛湿"。当年，红叶老师也参与了国家中医药管理局治"非典"的方案中来，他当时用的方子叫"甘露消毒丹"，里面用的是白豆蔻、藿香、杏仁、滑石、木通、菖蒲这些药，上面清热，中间化湿，下面利湿。就是这个方子，把令人谈之色变的"非典"给治好了，而且死亡率几乎为零。

后来，樊正伦教授在2003年推断说，这个"非典"是太阴湿土导致的，等到"非典"的下半年，少阳相火主气时，风能胜湿，它就不会那么嚣张了。当年"非典"肆虐的时候，出租车司机很少得这个病，为什么？他们整天开着车，吹着风。而住在北京地下室的那些人得"非典"的多。更严重的是，很多医院的急诊室都在地下，空气不流通，清洁工还整天拿巴氏消毒液拖地，里面湿气特别大，因此工作人员和住院的病人就容易得"非典"。

关于"非典"，更可笑的是在2004年，当时国家试验室正在研究"非典"病毒，有个研究员回趟家，居然把病毒带出来了。后来他发病了，但周围的人没啥事，为什么？病毒还在，时间过了，没有缘，它不可能有发病的机会。

▶ 当年"非典"肆虐的时候，出租车司机很少得这个病，为什么？他们整天开着车，吹着风。而住在北京地下室的那些人得"非典"的多。

4. 研究中医的人太多，搞中医研究的人太少

梁冬：我常常跟朋友说，你只要能理解"有几年鱼会多产，有几年荔枝会减产"，就能理解什么是五运六气。其实，天地也有一个循环的过程。

徐文兵：包括气候也是这样。现在媒体不是炒作一个概念叫"全球气候变暖"吗？但你去看北京的大雪，哪像全球变暖的样子。我觉得，在某种程度上，全球气候变暖可能又是一个商业阴谋。

现在发达国家已经开始向发展中国家购买碳排放量了，这不是已经开始商业化了么？前几年，英国一些科学家的电子邮件被曝光了，人们发现，这些科学家在人为地篡改一些数据，制造一种恐慌，像什么全球变暖、海平面要升高、要淹死多少人等，都是为了从中谋取利益，这就是这些言论背后的一种动机。

我曾经查看过有历史记载的关于中原地区气候变化的起伏线，其中涉及到一个问题。《上古天真论》第一句话是："余闻上古之人春秋皆度百岁。"为什么不说"春夏秋冬皆度百岁"？孔子写历史书，叫《春秋》，为什么不用春夏秋冬做书名呢？

在远古、上古那个年代，中原地区只有两季，一个"春"，一个"秋"，没有"夏"、没有"冬"！由于气候很暖，物产也很丰富，所以中原地区经常出没老虎、豹子等动物。

◀ 现在媒体不是炒作一个概念叫"全球气候变暖"吗？但你去看北京的大雪，哪像全球变暖的样子。我觉得，在某种程度上，全球气候变暖可能又是一个商业阴谋。

◀ 在远古、上古那个年代，中原地区只有两季，一个"春"，一个"秋"，没有"夏"、没有"冬"！

后来，气候慢慢地进入了另一个阶段，开始变冷。而且，在这个阶段还出现了战争——为了争夺食物。北方游牧民族逐水草而居，他们一看牛羊没草吃了，慢慢就跑到长城以内，为了抢食物爆发大规模战争。气候变化又导致瘟疫丛生，中原地区很多人都得了大病，无力打仗，这就导致了后来清兵入关。

中学有一篇课文叫《甲申三百年祭》，郭沫若写的，告诫我们在赢得胜利之前，不要学李自成骄傲自满，停滞不前。甲申三百年（1644 年），就是李自成攻下明朝北京城，逼得崇祯皇帝自杀那一年。而吴三桂领清兵入关的那年，也是甲申年。

为什么十几万八旗兵就能横扫中原呢？推算一下，甲申年的前一年是癸未年，2003 年也是癸未年，癸未年是太阴湿土司天，太阳寒水在泉，瘟疫大爆发。所以，在甲申年的前一年，中原地区发生了大面积的瘟疫，死了好多人，而且跟2003 年一样，死得都是青壮年。这才有了第二年清兵入关，横扫天下。

梁冬：中国的医学真是太伟大了！由此可见，疾病跟国家命运是紧紧联系在一起的。

徐文兵：五运六气，五运是五年转一圈，比如说 2009 年是土不足，五年以后就是土太过。而六气是六年转一圈，2003 年与 2009 年相距六年，又赶上太阴湿土和太阳寒水，人们得的又是寒湿的病。所以，在 2009 年，我曾经建议大家首先注意饮食，其次要保持自己肠胃的温度，别着凉，平常多在饮食里面加一些芳香、化湿的食材和药材。

这样算来，五年和六年一搭配，六十年是一个甲子。天干与地支循环相配，可组成甲子、乙丑、丙寅等 60 组纪年。《甲申三百年祭》写于 1943 年，距三百年前的 1644 年，正好

▶ 五运六气，五运是五年转一圈，比如说今年是土不足，五年以后就是土太过。

是五转。而 1644 年到 2003 年，正好是六转（360 年），也就是说，如果你在 2003 年纪念李自成，就该写《甲申三百六十年祭》了。

甲子是我们中国人纪年的方法。它将天上星球的变化、地上的风、寒、暑、湿、燥、火密切联系起来。

我一直想写一本历史书，用甲子纪年来写，把名人出生在什么纪年都标上，比如说乙丑，甲子，癸未年，这一年发生了什么事情，流行什么疾病，把历史上的人和事串起来。

其实，这么研究历史是客观的。现在流行用西方灌输过来的一套思想研究中医，搞得中医研究和研究中医成为两个流派。本身是中医，就要用中医的理论方法去观察事物得出客观结论，而不是把中医当成一个实体，放在解剖台上，用"系统论""控制论"来研究。现在就是研究中医的人太多，搞中医研究人的太少了！

梁冬：这话说得有道理，什么是本？什么是体？要先搞清楚是"六经注我"还是"我注六经"！

◀ 甲子是我们中国人纪年的方法。它将天上星球的变化、地上的风、寒、暑、湿、燥、火密切联系起来。

当 疾病刚刚萌芽的时候，就要
掌握它、治疗它。

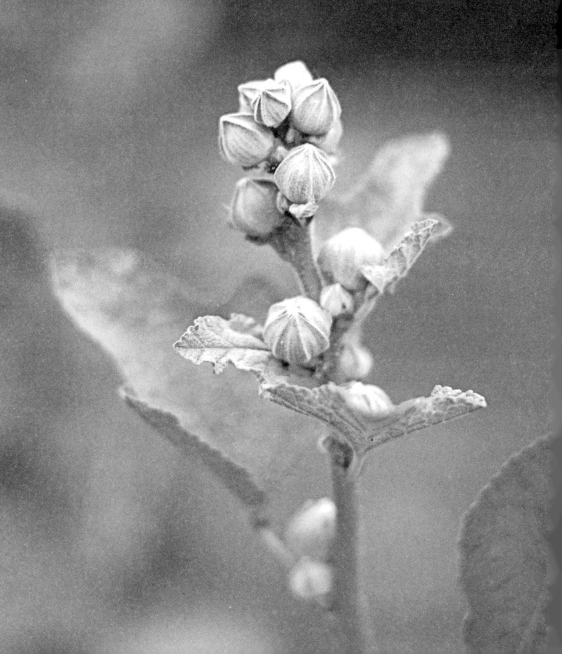

第八章
因地制宜，无病不摧

给一个人看病，了解他从哪里来、体质如何非常重要！因为地域可以影响一个人的体质。作为医生可以上不知天文，但是一定要下知地理。医生询问病情的时候，一定要先问患者的饮食习惯和他从小生长的环境。

经文：

　　故圣人杂合以治，各得其所宜。故治所以异，而病皆愈者，得病之情，知治之大体也。

1. "故圣人杂合以治，各得其所宜"

中医治病并不难

中医治病的思路：先问地氏，再下疗方

梁冬：继续讲《异法方宜论》最后一段，"故圣人杂合以治，各得其所宜"。

徐文兵：这是《异法方宜论》最后的总结。开篇黄帝问，"一病而治各不同，皆愈，何也？"学完整篇课文以后，大家就可以融会贯通了。比如说，有一个人来了，患的是痈肿疔疮，怎么治？

梁冬：你从哪里来……

徐文兵："你从哪里来，我的朋友？"如果这个人是从东方来的，属鱼盐之地，而鱼使人热中，皮肤腠理疏松，那么我们就因势利导，把疔疮切开排脓就好了。

如果这个人是从南方来的，老吃一些发酵的东西，皮肤腠理比较致密，脓头还没有熟，不能用砭石给它切开排脓怎么办？我有两个方法：

第一，如果这个人体质比较强的话，那么用一些清热解毒药，如蒲公英、败酱草、金银花、连翘等，把他身上已经凸出来的小红头给消掉。

第二，如果这个人体质比较差，出来的脓头不阴不阳，那么用清热解毒药就不行了。因为这类药一般都偏苦寒，他的胃受不了。这时，就要用"托里透脓"的办法，给他用一

◀ 开篇黄帝问，"一病而治各不同，皆愈，何也？"学完整篇课文以后，大家就可以融会贯通了。

些温补中焦的药，如黄芪、桔梗、白术等，甚至吃完后还可以让他吃一些穿山甲。服完这剂药后，患者身上不阴不阳的红头就会慢慢变得红、肿、热、疼，最后冒出一个脓泡，一挤就消掉了。

这些是用中药治疗的方法，用其他中医调理的方法也可以调治。其实，这些疗子是身体气血不通的地方。就像烧暖气，暖气烧得够足，但有的暖气片还是凉的，这是什么原因啊？因为有些地方没通。

如果病人是从南方来的，用针一通，红肿热疼要么直接消掉了，要么就爆发出来，再用针刺出脓就好了。如果病人是从北方来的，就要用艾灸的方法，先对这种瘪瘪塌塌，要成脓又没成脓的东西慢慢灸，等它饱满成熟，透出来之后再作处理。

给一个人看病，了解他从哪里来、体质如何非常重要！因为地域可以影响一个人的体质。《黄帝内经》又说"杂合以治"，什么意思？就是说，有的人我又给他吃药，又给他用砭石，又给他扎针，这种疗法叫什么呢？

梁冬：这很像西方的"鸡尾酒疗法"，"杂合以治"，就是各种方法混合在一起治嘛！

▶ 给一个人看病，了解他从哪里来、体质如何非常重要！因为地域可以影响一个人的体质。

用药的时间有讲究

徐文兵：比如说我现在看病，患者发着高烧来了，我一般会给他开点中药，说"半日许令三服尽"。"一日"是指 12 个小时，就是说 6 小时内喝完三服药，每隔两小时喝一次。

梁冬：直接说每隔两个小时喝一次不就完了吗？

徐文兵：古人比较雅。如果患者又吐又泻了，那么不必禁忌，得"顿服"，一次喝完搞定。还有的药得"一日一夜服"，白天喝一次，晚上喝一次，古书上也叫"半日许令"。

关于用药的时间的重要性，裴永清教授在带我实习的时候特别叮嘱过。同样是治感冒，你开的方子、我开的方子都一样，为什么我治好了病人，你却没有？区别就在于药的服法。

西医有个名词叫"血药浓度"。你吃完药，得过一段时间，药性在血液中达到一定浓度后才能起作用。再过一段时间后，药性又下去了，就得赶紧补充。

其实，吃中药也是这样。如果你感冒了，隔两个小时喝一次药，药力就能跟上，烧很快就能退。一般中医说的"半日许令三服尽"，是说吃一付半药，烧就退了。如果你不懂得正确服药时间，还跟治慢性病那样，上午吃一次，晚上吃一次，即使感冒药方开得对，治疗效果也不会好。

治感冒这样的小毛病，我一般只开中药。而对于一些疑难杂病，我会用点穴、艾灸、针刺等办法，最后再加中药。同时，我还会加一些心理疏导或者食疗的建议。这种治病的方法，就叫"杂合以治"！

现在很多人习惯吃化学药片，每天一大把。在要我看来，天天吃药就吃饱了，还吃什么饭呢？药片杂合多了，起到的作用就不一样了。

梁冬：这个在企业界里叫"整合营销"。各种营销手段联合在一起，管他呢！反正总有一个方法能搞定。

徐文兵：不是你那么解释的啊！

梁冬：当然，开个玩笑啦！其实，"杂合以治"的背后还有一个次序的问题，谁在前，谁在后，配合对了才能治好病。

> ◀ 同样是治感冒，你开的方子、我开的方子都一样，为什么我治好了病人，你却没有？区别就在于药的服法。

> ◀ 治感冒这样的小毛病，我一般只开中药。而对于一些疑难杂病，我会用点穴、艾灸、针刺等办法，最后再加中药。同时，我还会加一些心理疏导或者食疗的建议。这种治病的方法，就叫"杂合以治"！

每个人都要找到适合自己的治病方法

徐文兵：我有的时候观察一些病例，比如说，有些人扎完针就有效，他跟我说："徐大夫，我让你扎完之后，开着车我就想睡。"我说："你可别睡，出了交通事故就不好了。"这一看就是针刺的效果。

还有的人吃完药有效果。我治过一个失眠的病人，用的是《黄帝内经》里一个方子，叫"半夏秫米汤"。这个病人特别有意思，他说喝完药后"覆杯而卧"，刚把杯子放下，嘀，睡着了！

还有的人呢，可能没吃药，但是被我说的话打动，心情一下豁然开朗。有一个病人跟我说："进你诊室前，我是一种心情，出你诊室，我心情就变了！"

其实，作为大夫，我觉得真正影响病人的应该是什么？是心情。病人不是机器啊！而现在医院的护士叫病人，都是说："几床几号，来拿药。"我觉得这很不人道。病人是个人，他有名有姓、有思想、有感情、有情绪……而且，很多病是不良情绪造成的，把病人的情绪理顺了，他病才会好得快一点。

▶ 病人是个人，他有名有姓、有思想、有感情、有情绪……而且，很多病是不良情绪造成的，把病人的情绪理顺了，他病才会好得快一点。

用相同的方法治疗疾病，每个人的效果都不同。慢慢地我们就能总结出来到底哪种方法对病人最起作用。

"杂合以治"还注重"合"字。"合"上面是一个"人"，下面是一个"口"，它与和谐社会的"和"意思不一样。"合"是合二为一的意思，英文叫"two in one"，两个变成一个。

我研究"合"字，是从腧穴开始的。有的穴位叫"合"，比如说合谷、合阳，为什么？因为两条经络汇聚到一块儿了，变成一条经络，所以叫"合"。

膀胱经在经过后项到肩背的时候，一根变两根，这叫什么？叫"分"。天下大势"合久必分，分久必合"，所以，膀胱经分岔的那个穴位叫"附分"。从膀胱经分出来的两条经络经过腘窝的委中穴，到达小腿的上部又合二为一了，这个穴位就叫"合阳"。

古人用字非常讲究。治疗时将两种方法结合到一块用，就叫"合"，合二为一的意思；多种方法放在一块用就叫"杂"，"杂合以治"。但是这一方法背后有个指导思想：大夫要调患者的气、调患者的神。因此，砭石也好，针灸也好，导引也好，按跷也好，毒药也好，它们都不是直接治病，而是间接治病。

打个比方，用砭石要因势利导，在邪气喷薄欲出的时候，给它切一刀，这样才有效。要是人家还没有长熟，你就切一刀，那叫泄气；长熟以后再切，才叫排毒。

梁冬：所以，有经验的人都知道，如果挤了没成熟的暗疮是要受伤的。

徐文兵：但有些人耐不住寂寞，非要捣鼓一下。

梁冬：其实，擦点碘酒，它就会迅速成熟，然后再挤就行了。

徐文兵：真的吗？

梁冬：以前，我长满脸暗疮的时候，积累了很丰富的经验。

徐文兵：真的，你还有过这个阶段？

梁冬：对对对，相当具有传奇色彩啊，哈哈！

徐文兵：中医有两种丹药叫红升和白降，专门拔毒的。如果你身体有的地方毒不熟，怎么长也长不出来，贴上膏药以后，就把毒给拔出来了。这叫因势利导，也叫导引，把那块儿的气引到这块儿。由此可以看出，"杂合以治"的背后要触动病人的神和气，最后达到治病的效果，离开了病人，医生有劲也没处使。

◀ 中医有两种丹药叫红升和白降，专门拔毒的。如果你身体有的地方毒不熟，怎么长也长不出来，贴上膏药以后，就把毒给拔出来了。

2. "故治所以异而病皆愈者，得病之情，知治之大体也"

当医生要以病人为本

徐文兵：我经常思考一句话：以人为本，病人和大夫都是人，要以谁为本？

梁冬：以病人为本，是吧？

徐文兵：但现在的医疗体制是以医生为本。大家得病以后，都说我得去找一个好医生，就有救了。其实，如果病人的自愈能力强，即使碰到一个不高明的医生，只要别被他往邪路上引，病照样能好，照样好得快。

以人为本，一定是以病人为本。以医生为本的结果是什么？"身怀利器，必起杀心"，如果医生的治疗技术、手术技术高明，整天会想什么？今儿要是不切点什么、割点什么，就觉得自己没有价值。

梁冬：对呀！我就奇怪，古代也没有那么多的外科手术，那古代的人得了乳腺增生怎么办，难道都切掉？那不可能的嘛，那还要不要活了？

徐文兵：关键是病变的组织切了以后还会长，就像"野火烧不尽，春风吹又生"一样。如果让"以医生为本"的这种体制发展下去，就会形成一种"God complex"，西方叫"上帝情结"。

医生慢慢地就觉得自己是上帝了。他觉得是我救了病人，病人的心跳都停了，是我做了心外按摩，我打的强心针，从

旁注：
▶ 我经常思考一句话：以人为本，病人和大夫都是人，要以谁为本？

▶ 以人为本，一定是以病人为本。

而让病人康复了。当一个人觉得自己是上帝以后，很容易开始干坏事，而且不以为耻，反以为荣，这是最可怕的。如果医生摆不正自己的位置，就会导致很多患者在被拯救的名义下被摧残。

梁冬：尤其是商业利益在后面支撑的时候，就会形成巨大的产业链。有一个老师曾说：很多疑难杂症很可能已经被攻克了，比如糖尿病，但如果新药上市，一个几千亿市值的市场就没了，所以没有人愿意把新药推出来。

徐文兵：不仅仅是药，当我们提倡用健康地生活方式预防疾病时，随之而来的是什么？会砸掉很多人的饭碗。

梁冬：对，最近徐老师都不敢随便讲牛奶不好了。哈哈！

徐文兵：我不是说牛奶不好，对婴幼儿来说，牛奶是不可替代的，我反对的是人到了成年还不断奶。我现在一说这个观点，很多人就瞪着一双惊恐的眼睛，说："啊？那我缺钙怎么办？"他们已经形成了一种固态思维。商业营销的可怕之处就在于，它已经成功地把一种观念植入到消费者的脑子里了。

我提倡成人要少喝牛奶，大家的第一反应是：啊，那我缺钙怎么办？我提倡少吃水果，大家的反应是：啊？那我的维生素从哪补充？啧！有的时候，向大家灌输一种健康的生活方式，简直就像在跟一个大风车在搏斗啊，我的天……

梁冬：刚才说到"故圣人杂合以治，各得其所宜，故治所以异而病皆愈者，得病之情，知治之大体也"。我觉得这句话讲得很漂亮，它告诉我们：每个人的病都是能治好的，只要了解自己的身体。

◁ 很多疑难杂症很可能已经被攻克了，比如糖尿病，但如果新药上市，一个几千亿市值的市场就没了，所以没有人愿意把新药推出来。

◁ 当我们提倡用健康的生活方式预防疾病时，随之而来的是什么？会砸掉很多人的饭碗。

◁ 啧！有的时候，向大家灌输一种健康的生活方式，简直就像在跟一个大风车在搏斗啊，我的天……

3.如何用音韵通心神

徐文兵：我建议大家没事儿的时候读读古文，古文除了有意境之美，还有音韵之美。古人吟诗、读书，都是摇头晃脑地沉浸在一种状态里，挺好！

梁冬：音是能拨动人心弦的。比如说律诗和绝句，对音都有平平仄仄的要求，一字一句打动人的内心。而有的音又是无声的，大音希声，最大最美的声音是无声。

徐文兵：声触动了你的心神，才会有音。"音"加个"心"，念什么？

梁冬：是谓"意"。

徐文兵：什么叫"意"？心里面有共振、共鸣。古人说"泰山崩于后，麋鹿戏于前"，外面是有声的，但我心里没音，因为我没有产生共鸣。但是，有时外面没有声，我心里却回荡着一种旋律。

梁冬：这个常常有。

徐文兵：这就是无声而有音。明朝的东林党人，在东林书院挂了一副对联，"风声雨声读书声，声声入耳；家事国事天下事，事事关心"。不过，如果人真到了声声入耳的时候，就是要病了。

梁冬：对对对，有些失眠病患者，连隔壁厕所马桶在滴水都能听得见。

徐文兵：对呀，这是他出神儿了。当什么声儿都能引起一个人的共鸣的时候，说明他就要病了。因为人一般都有主

▶ 什么叫"意"？心里面有共振、共鸣。古人说"泰山崩于后，麋鹿戏于前"，外面是有声的，但我心里没音，因为我没有产生共鸣。但是，有时外面没有声，我心里却回荡着一种旋律。

▶ 当什么声儿都能引起一个人的共鸣的时候，说明他就要病了。

观选择性，愿意看到自己想看的东西，听到自己想听的东西。打个比方，你跟一位老先生说话，他耳背，你说了半天他也没听见，但你一说——钱包呢？存折呢？他一下就听见了。只有触动他心神的东西，他才能听到。这就是"声"和"音"的关系，而我们经常说的"知音"，其实是一种心里的共鸣。

我们读古书时读出声，就会印了自个儿心里的神，触动心底的音，跟古人更接近。这与读翻译成白话文的版本相比，简直是天上地下。

把古诗翻译成英文，或把外国诗翻译成中文，哪怕翻译得再好，也缺少味道，没有那种音韵的美。而音韵本身是阴平阳平，一声二声是"阳"；三声四声是"阴"，这种平仄的关系，让古诗达到了阴阳的和谐。读古书的乐趣，大家可以去慢慢体会。

梁冬：读古书一定要读出声。

徐文兵：不仅要读出声，还可以模仿一下名家朗诵古诗、汉赋、宋词时的节奏。但是，过于职业化的朗诵就算了，我觉得播音腔极其难听。

◀ 我们读古书时读出声，就会印了自个儿心里的神，触动心底的音，跟古人更接近。这与读翻译成白话文的版本相比，简直是天上地下。

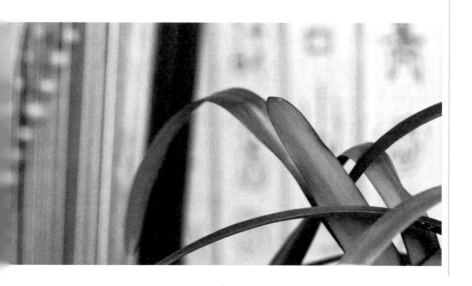

古文有意境之美、音韵之美，可以通人心神。

4. 当疾病刚刚"有情"的时候，你就要掌握它

徐文兵：我们常说一句话叫"识大体，顾大局"，这里面特别涉及一个"情"字——得病之情。我们经常说询问病情，什么叫病情？

"情"和"感"不一样。"情"是刚刚萌动，相当于春天，到了夏天火热炽烈的时候，情就变成"爱"或者是"恨"，那就是一种高端的表现了。我们经常说"情绪"，"绪"就是头绪，刚刚开始萌端和发芽。

"得病之情"的意思是，当患者的病刚刚有情的时候，你就要掌握它。

梁冬：深刻呀！深刻呀！

徐文兵："病"如果继续发展，就形成了"病势"，慢慢地朝坏的方向发展。到了最后，不好救了，叫"病危"。要是患者的神没了，我们就说他"病亡"了。

从病的发展过程来看，好的医生应该在知晓病情的时候就入手治疗。现在医学上习惯把所有关于病的发展都叫病情，其实不准确。"情"旁边是个"青"字，左青龙右白虎，它是处于一个刚刚萌动的状态，叫"得病之情（发病初期）"。

掌握了病情，下一步就要"识病之大体"，制定一个治疗方案，知道从哪儿入手。身和体不一样，"体"是分支，我们应该从分支去了解"身"的病情，然后根据病情和病势来决定治疗的方法。

▶ "病"如果继续发展，就形成了"病势"，慢慢地朝坏的方向发展。到了最后，不好救了，叫"病危"。要是患者的神没了，我们就说他"病亡"了。

一个好的大夫，治一场病就跟指挥一场战斗一样。所以，古人徐灵胎说过一句话，叫"用药如用兵"！用兵的人不是武夫，武夫是那种带着兵当"敢死队"往前冲的人，用兵的人叫帅，"运筹帷幄之中，决胜千里之外"，他既具有高度抽象思维能力，又知道把握大势、大局，知道如何取舍。

学完《异法方宜论》这篇经文后，我们要知道，作为医生可以上不知天文，但是一定要下知地理。医生询问病情的时候，一定要先问患者的饮食习惯和他从小生长的环境。

◀ 作为医生可以上不知天文，但是一定要下知地理。医生询问病情的时候，一定要先问患者的饮食习惯和他从小生长的环境。

图书在版编目（CIP）数据

黄帝内经·异法方宜 / 徐文兵，梁冬著 . -- 南昌：
江西科学技术出版社，2014.4（2022.6 重印）

ISBN 978-7-5390-5049-2

Ⅰ . ①黄… Ⅱ . ①徐… ②梁… Ⅲ . ①《素问》- 研
究 Ⅳ . ① R221.1

中国版本图书馆 CIP 数据核字 (2014) 第 066639 号

国际互联网（Internet）地址：http://www.jxkjcbs.com
选题序号：ZK2014005　 图书代码：D14044-120

丛书主编 / 黄利　 监制 / 万夏
项目策划 / 设计制作 / 紫图图书 ZITO®
责任编辑 / 魏栋伟
特约编辑 / 马松
营销支持 / 曹莉丽

黄帝内经·异法方宜

徐文兵 梁冬 / 著

出版发行	江西科学技术出版社	
社　址	南昌市蓼洲街 2 号附 1 号　邮编 330009	
	电话：(0791) 86623491　 86639342（传真）	
印　刷	天津中印联印务有限公司	
经　销	各地新华书店	
开　本	787 毫米 × 1092 毫米 1/16	
印　张	15	
印　数	186001-192000 册	
字　数	200 千字	
版　次	2014 年 5 月第 1 版 2022 年 6 月第 20 次印刷	
书　号	ISBN 978-7-5390-5049-2	
定　价	56.00 元	

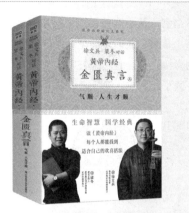

黄帝内经·金匮真言

出版社：江西科学技术出版社
定价：99.00元　开本：16开
出版日期：2014-7

内容简介

　　《黄帝内经·金匮真言》正是一本教你在生老病死的旅途中，如何最快找到所有与你同气相求的正能量之书。读了她，能明了生命的真相，从此就能跟身边的一切建立起美好的关系，托天地之福，当下和未来尽在盈盈一握中。为什么我们会生病？为什么我们会活得纠结、抱怨、不满足？其实，这些都是大自然的歪风与我们身体内的邪气勾结起来，将我们的身体和思想扭曲的结果。如何让自己活得气顺，活得更轻松一点儿？那就要找到与自己生命绝配的天时、地利、人和。

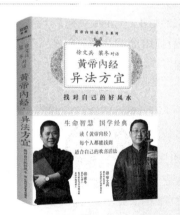

黄帝内经·异法方宜

出版社：江西科学技术出版社
定价：56.00元　开本：16开
出版日期：2014-5

内容简介

　　这是一本教我们最快找到自己人生风水宝地的养生风水学经典，也是当今讲得最好的黄帝内经，其精彩内容之前一直藏在深闺人未识，如今，由医道相通的中医大家徐文兵和凤凰卫视名嘴梁冬以出神入化、逐字逐句解读并结合当下人生活的方式来重新发现，告诉你不管是生活在出生地还是背井离乡，都能根据当地"地利"的优势和能量来养心养身，汲取向上的生机，把生活变得蒸蒸日上。

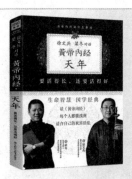

黄帝内经·天年
出版社：江西科学技术出版社
定价：53.00元　开本：16开
出版日期：2014-4

内容简介

　　这是一本告诉我们如何活得好，又活得长的智慧之书，是一本教我们人生每十年活法的实用之书，是带领我们走向生命最高境界"天年"之旅的幸福之书。读之，方明白60岁才是人生的开始。读了她，或许你就能平安喜乐到天年。

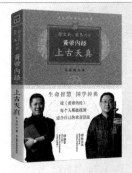

黄帝内经·上古天真
出版社：江西科学技术出版社
定价：56.00元　开本：16开
出版日期：2013-8

内容简介

　　这是一本足足可以让很多人一辈子都舍不得读完的生命幸福学书，里面讲述了人这一生中如何预防和逃离各种生老病死困境的智慧和实用方法。比如："你要是老想去利用机巧、物质的东西而不去发挥自己本性的话，虽然貌似得到了成功，其实是大失败。""如果做跟自己内心相矛盾、抵触的职业，这职业就是最下贱的，所以一定要根据自己的本性去选择职业，否则的话，会活得很惨。"等等。

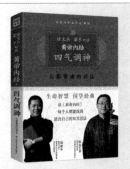

黄帝内经·四气调神
出版社：江西科学技术出版社
定价：56.00元　开本：16开
出版日期：2014-5

内容简介

　　"四气调神"是《黄帝内经·素问》中的第二篇。这是一本教我们如何根据一年四季的气候变化来调整自己的饮食之道、做人之道、做事之道，以便身体更好、更快地汲取各种环境中的正能量，由此活得强大、自足的生命科学经典读物。与其说它是一部伟大国学经典的精彩解析，不如说它是关于幸福的人间开示，实际上它更是一本人生最好活法的使用说明书。总之，每一个读过它的人都会大呼过瘾，心怀温暖。